世界一の
「睡眠の専門医」が教える！

朝5時半起きの習慣で、人生はうまくいく！

遠藤拓郎 著

フォレスト出版

はじめに

本書を手に取っていただき、ありがとうございます。

前作『**4時間半熟睡法**』（フォレスト出版）が、おかげさまで10万部突破のベストセラーになり、今回の本で3作目になります。

今回のテーマは「**起床**」についてです。

「**朝早起きの限界はいったい何時なのか？**」「**朝に弱いのを治すにはどうしたらいいのか？**」「**スッキリ目覚めるためにはどうしたらいいのか？**」「**夜型生活から朝型生活に切り替える方法**」といったテーマに、専門医の立場から切り込んでいきたいと思います。

はじめに断っておきますが、このテーマに関しても、世の中には**かなり間違った知識**が普及しています。

例えば、ベストセラーになった自己啓発本などを読むと「**朝3時に起きなさい**」といった、極端な早起きを奨励する記述が見受けられます。

「**朝3時に起きれば、自分の時間がたっぷり作れる。やりたいことができる！**」といった謳《うた》い文句で、やる気に火をつけられた方もいらっしゃるでしょう。

たしかに忙しいビジネスパーソンが短い人生の中で効率よく自分の時間を作りたいと思うのなら、睡眠時間を削り、深夜まで起きているか、朝早起きを実践するしかありません。

ですが、少し冷静になって考えてみてください。

朝3時に起きて、本当に大丈夫なのでしょうか？

脳や体のコンディション、精神のバランス、仕事のパフォーマンスなどに、本当に何も影響はないのでしょうか？

専門医である私にいわせれば、こういった話は、**あくまで個人レベルでうまくいったという話**にすぎず、再現性がありません。

いわば「私はこれで儲《もう》けました！」という類《たぐい》の話と、何ら変わらないのです。

こうした話を鵜呑《うの》みにして、**むやみな早起きを実践することは、睡眠障害などを招く可能性もあり、専門医として絶対にオススメできません。**


後ほど詳しく説明しますが、人間は「太陽の光」に支配されて生きてきました。

こうした活動は人間の誕生とともに、太古の昔からずっと繰り返されてきた、**太陽が昇るのと同時に起きて、日が沈んだら眠る。**

いわば**「人間の基本」**です。

この基本を無視したやり方をすれば、肉体的、精神的負荷がかかるのは、火を見るよりも明らかでしょう。

少なくとも日本においては、午前3時に太陽が昇ってくることはありません。

ですから、起床術について語るのなら、少なくとも**「日の出時間」を考慮するべき**です。

こうした視点を欠いた起床術は、あくまでも机上の空論にすぎません。

いい加減な常識が一人歩きをしている。

こうした状況を見るにみかねて、本書の執筆を決意しました。

専門医の立場からオススメできる、万人が安心して実践できる起床術。

本書では、その方法を記したいと思います。

第1章は**「朝早起きの限界」**をテーマにして、なぜ私が「朝5時半起き」をオススメするのか、その理由を明らかにします。

また、朝に弱い方でも、「朝5時半起きの朝型生活」にしっかりと切り替えることができるように、**スッキリと目覚める方法**についても書きました。

「起床」について知っておいてほしい基礎知識は、ほぼこの第1章に網羅してありますので、ここはしっかり読んで理解してください。

第2章は「朝5時半起き」を実践する上で、**日々の生活に取り入れてほしい「生活習慣」**について書きました。

スッキリとした目覚めに欠かせない**「体内時計」を調節する方法**や、**睡眠の質**

を上げるテクニック、脳の回転力や仕事力をアップさせる方法などについてまとめてあります。

全てを取り入れる必要はありませんが、誰でも簡単に実践できる方法ばかりなので、気に入ったものは、ぜひあなたの生活習慣に取り入れてみてください。

第3章は**スッキリとした目覚めに役立つ「快眠グッズ」**についてです。

最先端の研究に基づく最新の快眠グッズから、前作『4時間半熟睡法』でご紹介したグッズも含めて、私が自信を持ってオススメできるものをまとめました。お使いいただければ、日々進歩している睡眠研究の成果を実感できるはずです。

最後に、私が睡眠を考える上で大切だと思うポイントをまとめておきます。

重要なのは、以下の2点です。

●睡眠時間をいかに短くするか？

●朝、いかに気持ち良く早起きできるか？

まず1つ目ですが、短く限られた人生の時間を有効に使うためには、睡眠時間をできるだけ短くするのに越したことはありません。

いかに睡眠時間を削るかが、充実した人生を送るためには大切です。

次に2つ目ですが、**いかにスッキリ早起きできるか**も大切です。

早起きが実践でき、プライベートな時間を作り出すことができたとしても、目覚めが悪く、つねに睡眠不足の不快感を持っているようであれば、何をやっても楽しくないでしょう。

それでは、仕事もプライベートもうまくいくはずがありません。

つまり、睡眠を考える上で重要なのは「**短眠法**」と「**起床術**」の2つです。

この2つが揃《そろ》ってはじめて、あなたの睡眠は、より実り多いものになるのです。

ちなみに専門医である私から見た、**体に無理のない**「**短眠法**」をご紹介したのが、前作『**4時間半熟睡法**』です。

そして「**起床術**」についてご紹介するのが、本書『**朝5時半起きの習慣で、人生はうまくいく！**』になります。

「朝5時半起き」のメリットは、**体に無理なく自分のプライベートな時間を作り出すことができる**という点だけではありません。**ストレスが消えたり、仕事の能率が上がったりするなど、実に様々な効果があります。**

なぜ、そうした効果があるのかという医学的根拠については、本書の中で詳しく解説していきましょう。

ちなみに「朝5時半起き」は私自身も実践していて、日々その効果を実感しています。

「朝5時半起き」を実践することで、人生は良い方向に回りだすのです。

また、本書では「4時間半熟睡法」と「朝5時半起床術」の両者を組み合わせた**「最強の睡眠プログラム」**を考案しました。

これについては、55ページにまとめてありますので、ぜひ実践してください。

また、前作を読んでいない方のために、私が提唱している「4時間半熟睡法」の基本コンセプトについても、簡単に書いておきました。

ですから、前作を読んでいない方も、ぜひ安心して読み進めてください。

本書によって、あなたの人生がより実りあるものになるように、心から願っております。


医学博士・スリープクリニック調布・銀座・青山　遠藤拓郎

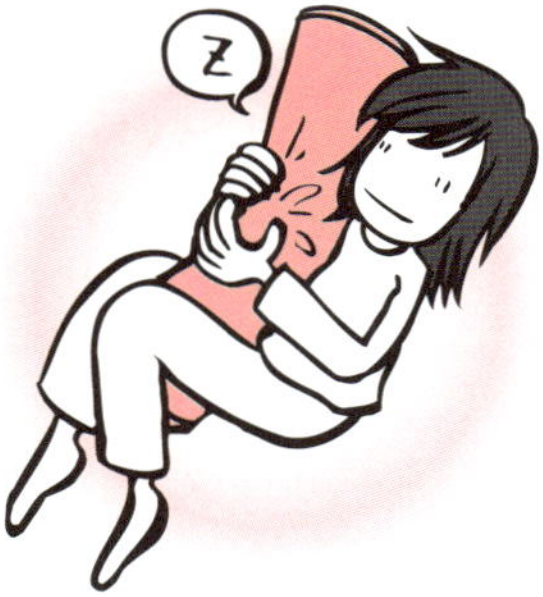

目次

3章 スッキリとした目覚めに役立つ「快眠グッズ」

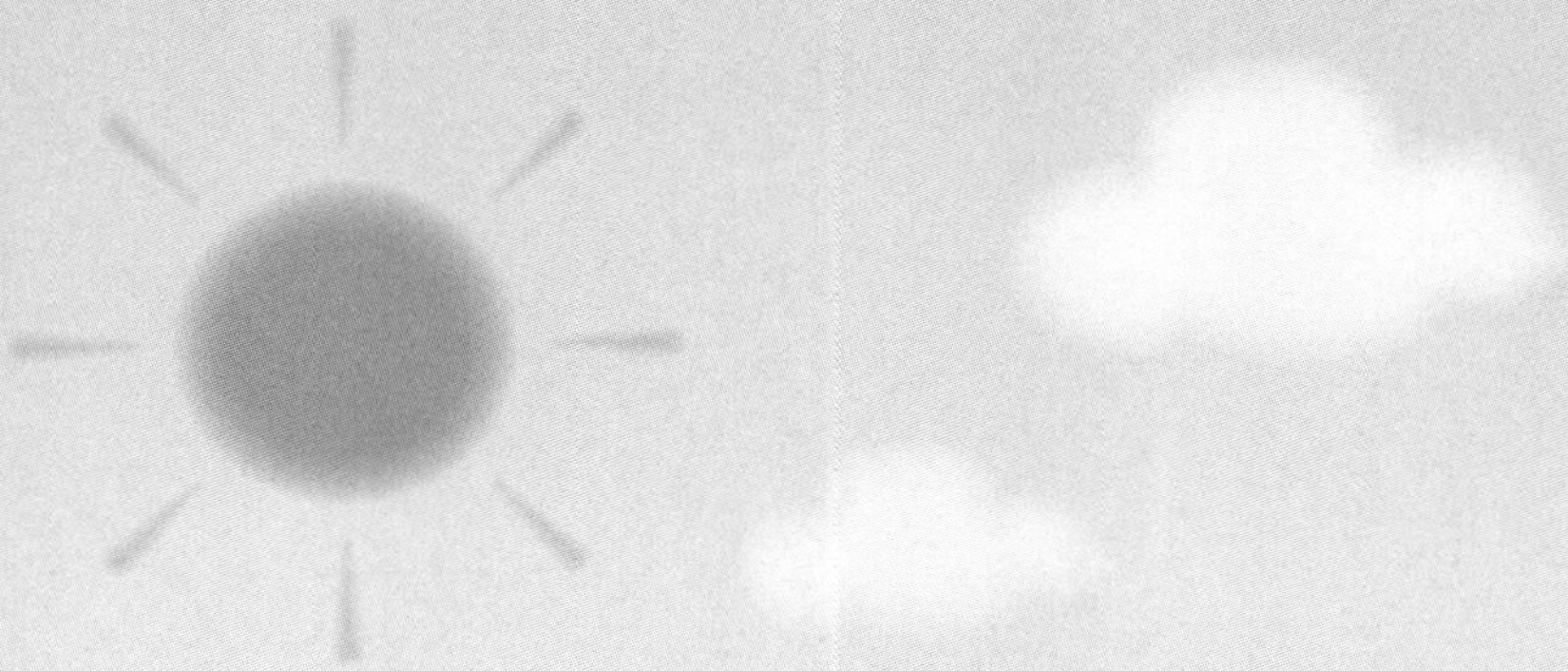

1章 「朝5時半起き」の習慣で、人生はうまくいく！

1★ あまり知られていない「体内時計のしくみ」

体に無理なく、誰でも実行できる「朝早起き」が、なぜ5時半なのか？

「朝5時半起き」を習慣にすることで、どうしてストレスが消えたり、仕事の効率が上がったりするというメリットが得られるのか？

その理由を説明する前に、まずはその前提知識となる**「体内時計のしくみ」**について、できるだけ分かりやすく説明したいと思います。

人間の体内時計は25時間でセットされていて、朝の太陽の光で24時間に調節されていることはよく知られていますが、そのメカニズムについては、おそらくほとんどの人が知らないのではないでしょうか？

なぜ、人間の体内時計は25時間なのか？
どうして、朝の太陽の光で体内時計が24時間に修正されるのか？

少し難しいかもしれませんが、このメカニズムを知ることによって、本書でお話しすることへの理解度が高まると思いますので、ぜひ理解してください。

実は、このメカニズムには**「時計遺伝子」**というものが深く関係しています。

人間には**「DNA」**という大きな設計図があります。

人間はこの大きな設計図から遺伝情報を読み取り、タンパク質を作っています。

分かりやすく説明すると、例えば筋肉を作る時には、筋肉を作る設計図をDNAから引っ張ってきます。

そしてDNA（大きな設計図）から引っ張ってきた筋肉を作る設計図（小さな設計図）を工場に持っていき、筋肉を作ります。

ですから仮に筋肉が壊れれば、再度DNAから筋肉を作る設計図（小さな設計図）を持ってきて筋肉を作るという過程を繰り返すのです。

このDNAから引っ張ってくる小さな設計図を**「遺伝子（RNA）」**といい、

タンパク質を作る工場を**「リボゾーム」**といいます。

この説明は体の筋肉とタンパク質についてでしたが、実は時計関係にもタンパク質があります。

ここまでを理解していただいた上で「時計遺伝子」について解説しましょう。

15ページの図を見てください。

「E BOX」と書いてあるものが、いわゆる「DNA」です。

ここに**「CLOCK BMAL1」**という物質がくっつくと**「時計遺伝子」（RNA）**が発現されます。

つまりDNA（「E BOX」）から取り出した小さな設計図（RNA）が、右に書いてある**「PER1|2」**です。

この小さな設計図を読み取って、工場（リボゾーム）でいわゆる**「時計タンパク」（PER Proteins）**が作られます。

実は、この「時計タンパク」が他のタンパクと一緒になって働きだすと、先ほど説明した「CLOCK BMAL1」の働きを阻害するようになります。

時計遺伝子の増減のしくみ

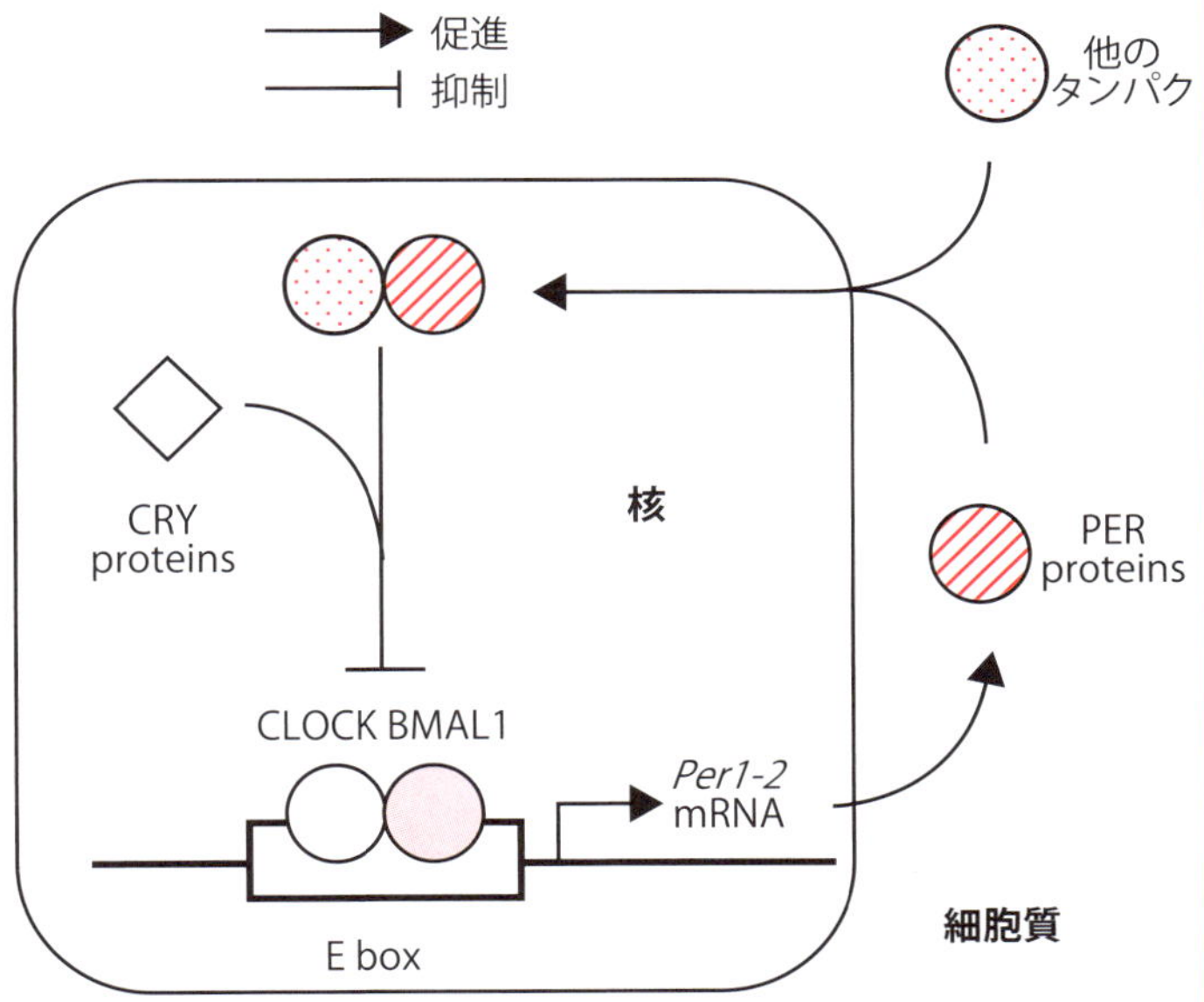

「ＣＬＯＣＫ　ＢＭＡＬ１」の機能が働かなくなると「Ｅ　ＢＯＸ」にくっついて「時計遺伝子」を作り出すことができなくなるため、当然「時計遺伝子」の数は減少します。

「時計遺伝子」の数が減少すれば、「時計タンパク」の数も減少します。

一方、「時計タンパク」の数が減ると「ＣＬＯＣＫ　ＢＭＡＬ１」はその働きを阻害されることがなくなってくるため、再びＤＮＡ（「Ｅ　ＢＯＸ」）にくっついて「時計遺伝子」を作り出すことができるようになります。

こうして17ページの図にあるように、時計遺伝子は増加、減少、増加、減少というリズムを繰り返します。

もうお気づきかもしれませんが、この**「時計遺伝子」の増加と減少のサイクルが人間の場合はちょうど25時間**で、実はこれが**体内時計の正体**です。

ですから仮に太陽の光が遮断されると、人間は25時間のサイクルで生活するようになります。

時計遺伝子のサイクル

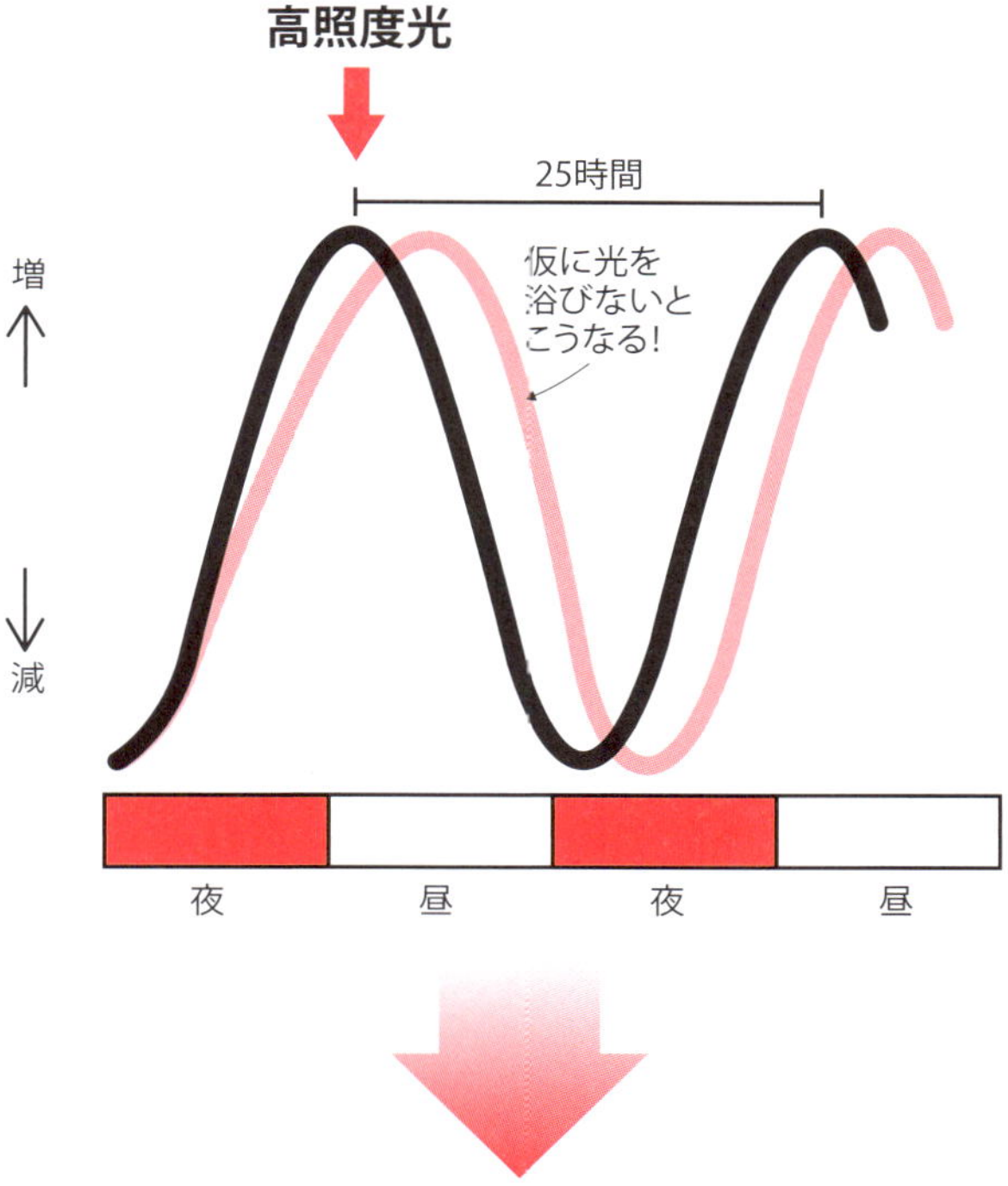

朝の太陽の光を浴びると、
時計遺伝子のピークが早まる！

人間が地球上で生活していくためには、体内時計を24時間にリセットしなければなりませんが、17ページの図にあるように、朝の太陽の光を浴びると「時計遺伝子」が増加するスピードが早まります。

すると「時計遺伝子」のピークが前側にシフトし、結果として、このサイクルの間隔が24時間になります。

人間の体内時計のサイクルが25時間であることは、一生変わりません。

ですから、地球で生活する以上、**朝の太陽の光を浴びることによって時計遺伝子の量を増加させ、時計遺伝子のサイクルを早くして24時間にするという活動を毎日行うしかない**のです。

では、どうして朝の太陽の光を浴びると「時計遺伝子」の量が増えるのか?

残念ながら、現在の研究では、その詳しいメカニズムまでは分かっていませんが、ここまでの説明で**「体内時計のしくみ」**と**「朝の太陽の光を浴びることとの重要性」**については、お分かりいただけたと思います。

いうならば、**人間は太陽の光に支配されて生きている**のです。

「時計遺伝子」の増加と減少のリズムは
朝の太陽の光によって変わる！
人間は太陽の光に支配されて生きている！

2★

朝の太陽の光には、ダブルの効果がある！

実は、朝の太陽の光は、人間にとって**ダブルの効果**があります。

1つは先ほど説明をした、**体内時計を25時間から24時間に調節すること。**

もう1つはメラトニンの分泌をおさえて、目覚めのスッキリ感を出すことです。

意外に思われるかもしれませんが、このように光が人間に大きな影響を与えていることが分かったのは、実は1980年代になってからのことです。

それまでは「**光は人間にまったく影響を与えない。人間は社会的要因によって左右されている**」と信じられてきました。

21ページの図を見てください。

メラトニンと光の関係

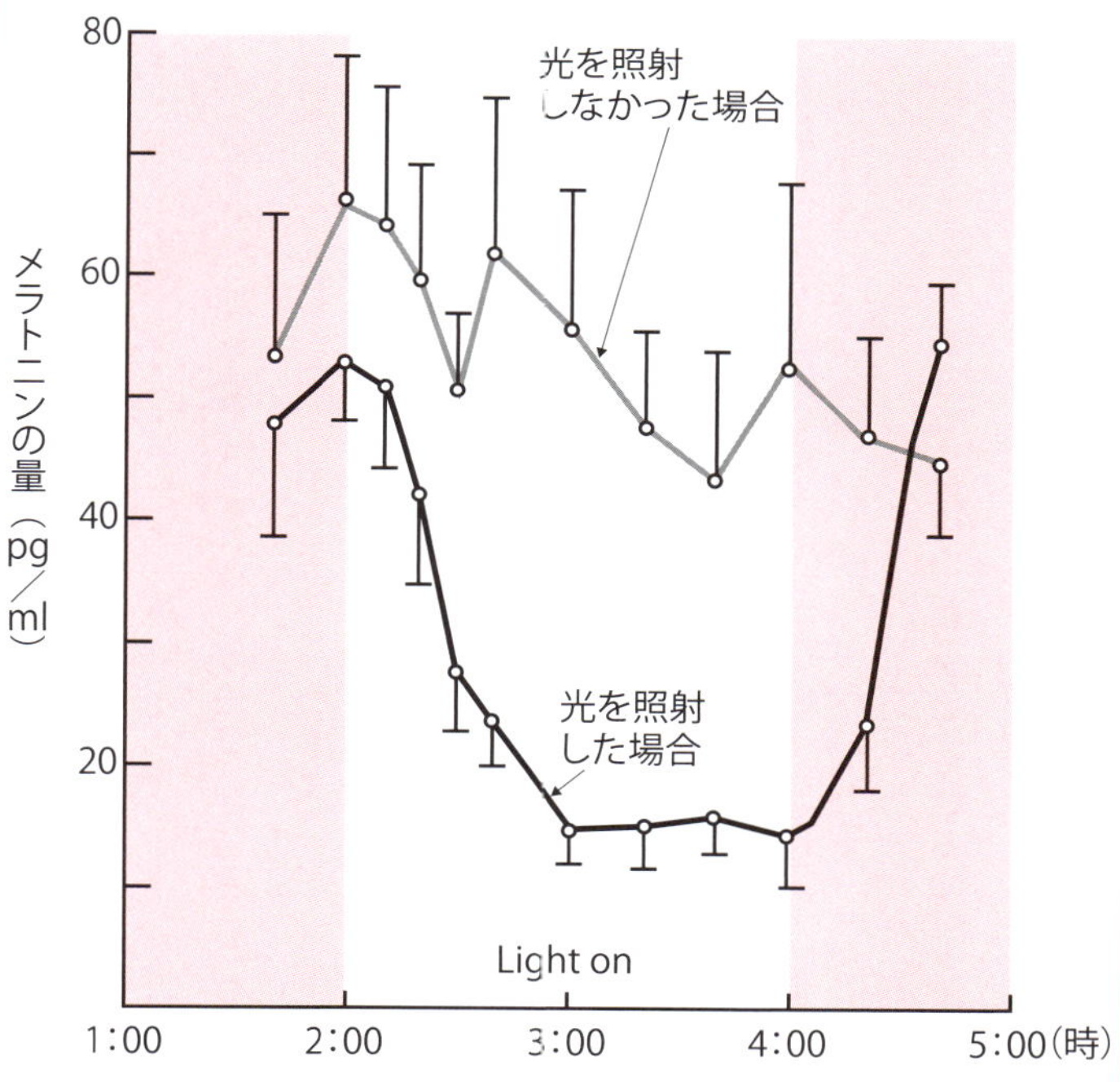
80
60
40
20
メラトニンの量（pg/ml）
光を照射
しなかった場合
光を照射
した場合
Light on
1:00
2:00
3:00
4:00
5:00(時)

これは１９８０年に、オレゴン州立大学のルーイ教授が行った実験のデータです。

メラトニンが大量に分泌される夜中の２〜４時に、寝ている人間を起こして、２５００ルクス（だいたい室内光の5〜10倍の明るさ）の光を照射したところ、メラトニンの分泌がかなり抑制されることが分かりました。

つまり、この実験によって、**太陽光くらいの強い光が、メラトニンの分泌に影響を与えていることが証明された**のです。

ハムスターを使った実験により、動物においては、光が体内時計の調節に重要な役割を果たしていることが、１９６０年代にすでに確認されていました。

ですが、この実験によって**人間も社会的要因だけでなく、光の影響を受けながら生きている**ことが明らかになったのです。

ちなみに、メラトニンは**人を眠らせたり、起こしたりするのに大事なホルモン**です。

23ページの図を見てください。

メラトニンの分泌

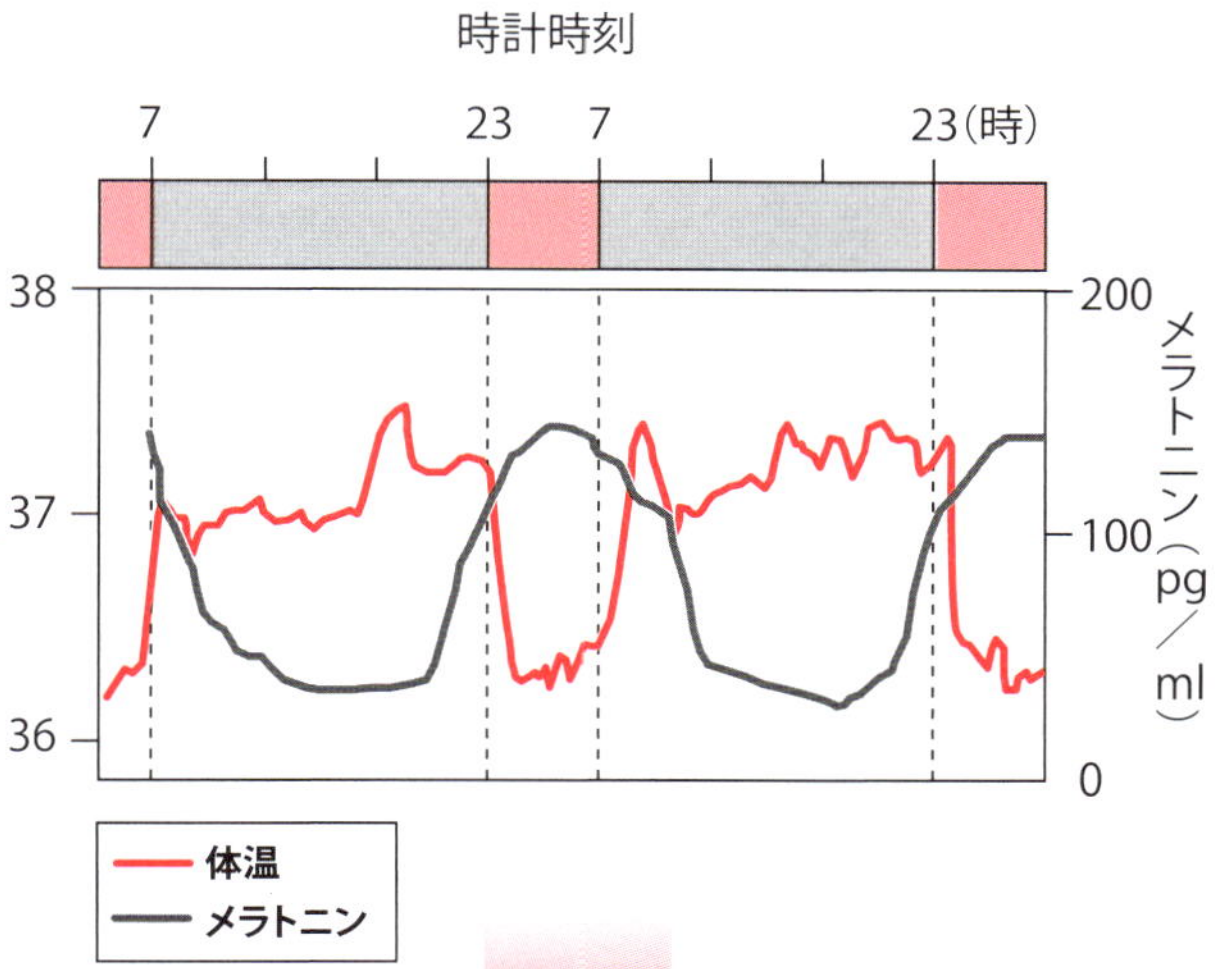

メラトニンのレベルは
昼に低く、夜になると高くなる！

一般的に、メラトニンは夜の9時くらいから出始めて、夜11時くらいに眠気を感じるレベルになりますが、起床する朝方にかけて徐々に下がってきます。

先ほど説明をしたように、太陽光くらいの強い光はメラトニンの分泌を抑制する効果があるため、仮に夜に強い光を浴びるとメラトニンがうまく分泌されなくなり、なかなか眠ることができなくなってしまいます。

逆に朝スッキリ起きるためには、朝方にメラトニンの分泌をいかに抑えるかが大切ですから、太陽の光を浴びるのが効果的だということになります。

だから、**朝の太陽の光は重要**なのです。

昔から「**朝、太陽の光を浴びるとスッキリ起きられる**」といわれていますが、それは朝方に太陽の光を浴びることによって、**メラトニンの濃度が、眠気が消失するレベルにまで一気に下がる**からなのです。

ちなみに、メラトニンの分泌を制御しているのは体内時計です。

あなたは週末に寝だめをしたのに、月曜日の朝に「**何だかだるいな…**」と感じたことはありませんか?

これは土曜、日曜に午前中寝過ごすことで体内時計がずれてしまい、結果として**メラトニンの分泌もずれてしまうことが原因**です。

例えば土曜、日曜の2日間寝過ごして朝の太陽の光を浴びなければ、体内時計は25時間となり2時間遅れてしまいます。

すると、いつも午前7時に起床している人は、通常7時にはメラトニンのレベルが下がってきますが、これが2時間ずれて、午前9時くらいまでメラトニンのレベルが下がらない状態になってしまうのです。

月曜日の朝に太陽の光を浴びれば体内時計が修正され、メラトニンの分泌時間も正常な時間帯に戻りますが、月曜日の朝は無理をして起きなければなりません。

「月曜日の朝がつらい…」というのは何も「会社に行かなければならない」という精神的なものだけでなく、**体内時計とメラトニンの分泌という肉体的な負担が潜んでいる**のです。

朝に太陽の光を浴びると体内時計が25時間から24時間に調節されますが、こうして体内時計のスピードが早まると、メラトニンの分泌のスピードも当然早まります。

どういうことかというと、今までメラトニンが夜9時から出始めて夜11時に眠気を感じるレベルになっていたものが、1時間早まって、夜の8時くらいから濃度が高まり、夜10時にはすでに眠気を感じるレベルに達するといった具合になります。

すると、**朝方にメラトニンのレベルが下がってくるスピードも早まり、結果として、朝スッキリ起きられる**ようになります。

やはり、**朝に太陽の光を浴びることが大切**なのです。

もともと人間は他の動物に比べて光に対する感受性が弱く、他の動物の10〜100倍の光を使わなければ、他の動物と同じ反応が得られません。

ですが、1980年のルーイ教授の実験によって、光の影響を受けているという点では、人間も動物も同じだということが証明されました。

人間にとって、朝の太陽の光は体内時計の調節だけでなく、メラトニンの分泌を抑制し、目覚めにスッキリ感を出すという**ダブルの意味で必要不可欠**なのです。

朝の太陽の光には「体内時計の調節」と「メラトニンの抑制」というダブルの効果がある！

3★

朝の太陽の光は、何時までに浴びるべきか？

ここまでの説明で、太陽の光、特に朝の太陽の光が人間にとって、いかに大切なものであるかをご理解いただけたと思います。

では、**体内時計を25時間から24時間に調節するためには、いったい何時に起きて朝の太陽の光を浴びればいいのか？**

逆に**夜は何時以降、強い光を浴びない方がいいのか？**

これらを、過去の実験データから明らかにしていきましょう。

29ページの図を見てください。

これは1986年に、北海道大学の本間研一教授が行った実験のデータです。

光による体内時計の調節

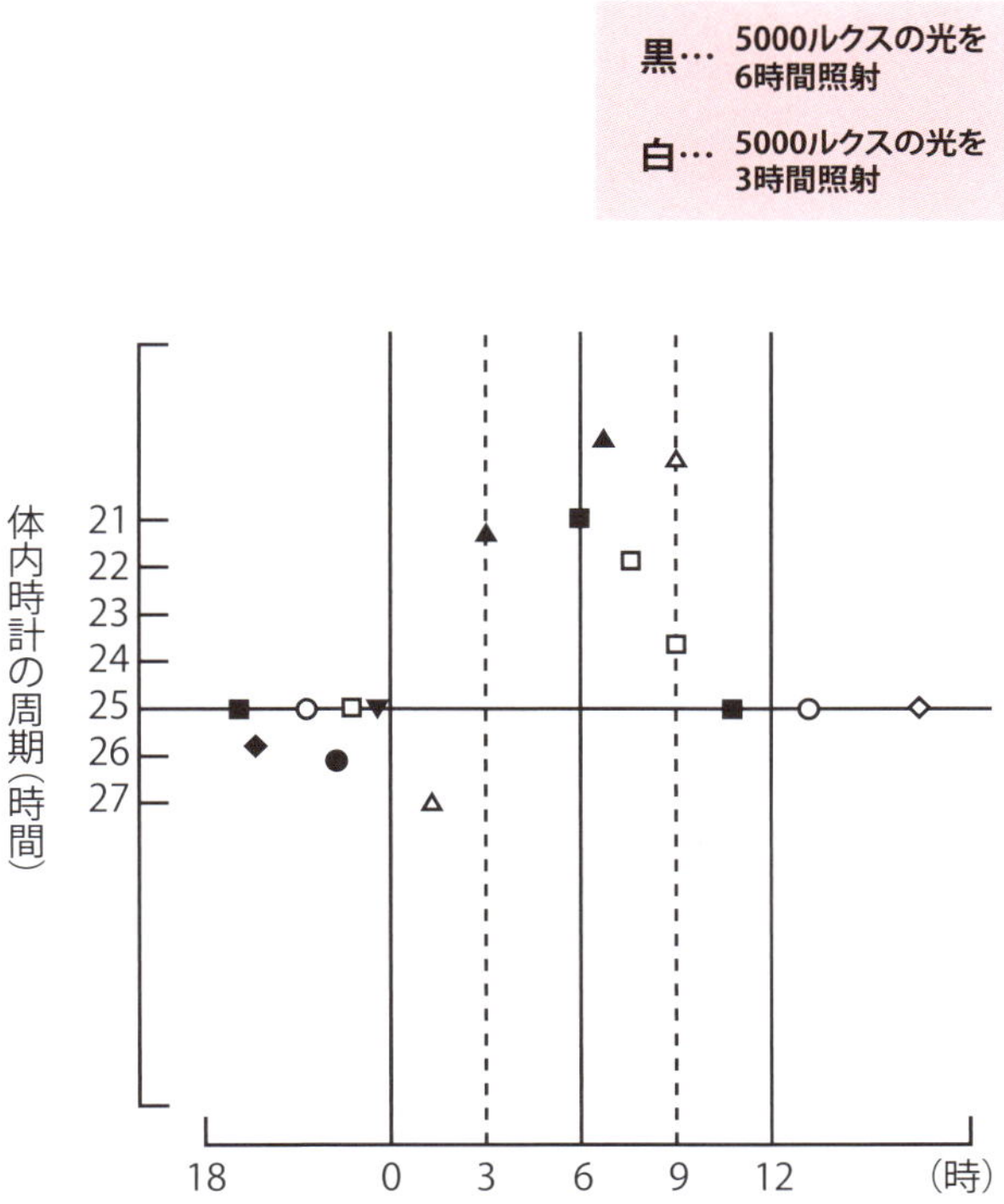

この実験では、寝てから3〜6時間の人を起こして５０００ルクスの光を当てた場合、どれだけ体内時計の時間が動くのかを調べました。

５０００ルクスの光がどれくらいの明るさかというと、だいたい**春の昼下がりの窓辺に差し込んでいる光**を想像していただければ、かなり近いでしょう。

ちなみにこの１９８６年の実験によって、人間における光と体内時計の因果関係が明らかになりました。

図の見方を詳しく説明しましょう。

まず、それぞれの点は、**光を照射した中間の時間**を表しています。

黒い点は6時間、白い点は3時間、それぞれ光を当てた場合を示しているので、例えば午前6時のラインにある四角の黒い点は、午前3〜9時に6時間、５０００ルクスの光を照射したことを示しています。一方、縦軸の**「体内時計の周期（時間）」**は、その場合に**どれだけ体内時計が動いたのか**を示しています。

ですから、例えば午前6時のラインにある四角の黒い点は、午前3〜9時に５０００ルクスの光を照射すると、体内時計が25時間から4時間短くなり、21時間になったことを示しています。

少し想像してみてください。

午前3時から午前9時までの6時間、しかも5000ルクスものかなり明るい光を照射されるというのは、正直いってかなり過酷です。

ですが、このデータからいえるのは、これだけ過酷な条件を与えない限り、体内時計を4時間早めることはできないということです。

ちなみに、この実験では強い光、つまり**太陽光くらいの照度がなければ、基本的に体内時計は調節されない**ということも分かりました。

ここで注目をしてほしいのは、**体内時計をずらすのに効果的な時間と、効果がない時間があるということです。**

29ページの図にあるとおり、例えば午前9時以降は、光を何時間照射しても、体内時計に何の影響もありません。

その一方で、体内時計をかなり大きくずらす時間帯もあります。

この実験データを見れば、朝何時までに太陽光を浴びればいいのか、また夜何時以降強い光を浴びない方がいいのかは、それぞれ一目瞭然《りょうぜん》です。

まず朝ですが、結論としてはデータが示すとおり、**午前3〜9時の間に太陽の光を浴びなければ、体内時計を24時間に調節することはできません。**

では、この時間帯にいったいどれくらい太陽の光を浴びればいいのか？

一般的には、5000〜1万ルクスの明るさの光を30分くらい浴びなければ、体内時計は24時間にセットされないといわれています。

現代人は光を浴びる機会が減っているため、私の感覚からいうと、もっと照度の低い光、もっと短時間の光の照射で体内時計が調節されているはずですが、やはり**最低でも30分、できれば1時間くらいはほしい**ところです。

太陽の光をじっと見る必要はありません。

朝起きたらすぐにカーテンを開けて、太陽の光が差し込む中で過ごす習慣を身につけましょう。

「朝に弱い…」という人は、この習慣を実践するだけでもかなり変わります。

目覚めにスッキリ感が出るため、続けていけば、**朝に対する苦手意識も徐々に薄れていく**でしょう。

そうなれば「夜型生活」から「朝型生活」に切り替えることも可能になります。

朝、時間に余裕のある人は3〜5分間、太陽の方向を向きながら新聞を読んだり、散歩したり、化粧をしたりしていただけると、より効果的でしょう。

日当たりが悪い部屋に住んでいるという人は、起床したらなるべく早く家を出るように心がけてください。

繰り返しますが、貴重な朝の時間を、**できるだけ朝の太陽の光を自然に浴びられる環境で過ごすことが大切**です。

一方、29ページの図にあるように、夜は**18時以降**に強い光を浴びると体内時計が25時間から遅れて26時間、さらには27時間となってしまいます。

ですから、この時間帯は**できるだけ強い光を浴びないよう**に心がけましょう。

体内時計の調節は通常、室内光程度の弱い光であればまったく影響はありませんが、夜は少し事情が違います。

体内時計は地球の24時間より1時間遅い25時間に設定されているため、どうしても遅れる傾向が強くなります。

つまり、**後ろに引っ張られる力の方が強い**のです。

ですから、**たとえ室内光程度の弱い光であっても、体内時計を遅らせるのに十分な照度になってしまう危険性がある**ため、注意してください。

ちなみに、曇っている日や雨の日など、太陽が出てこない日はどうしても光の照度が下がってしまいます。

ですから、光に対する感受性が弱い人は体内時計の調節がうまくいかず、調子が悪くなってしまう場合もあります。

こうした場合は、あとで119ページでご紹介する「**人工照明装置**」を使う方法もありますが、雨だからといってカーテンを閉め切りにするのではなく、できるだけ外の光が差し込む環境で過ごすようにしてください。

朝は9時までに起床して太陽の光が
差し込む環境で過ごし、夜は18時以降、
強い光を浴びないように心がける！

4 「朝5時半起き」の習慣の作り方

人間は太陽の光によって支配されています。

ですから、あなたが朝早起きを実践しようと思うなら当然、**朝の太陽の光**を無視できません。

20ページでお話ししたとおり、朝の太陽の光は**「体内時計の調節」**と**「目覚めのスッキリ感を出すメラトニンの分泌抑制」**というダブルの効果があるため、朝早起きには絶対に欠かせません。

ここまでの内容を踏まえた上で、いよいよ本題である**「朝早起きの限界」**について検証していきましょう。

37ページを見てください。

各地の日の出時間

	春分(3/21)	夏至(6/21)	秋分(9/23)	冬至(12/22)
札幌	5:37	3:55	5:22	7:03
東京	5:44	4:25	5:29	6:47
那覇	6:33	5:37	6:18	7:13

(国立天文台のデータより作成)

これは国立天文台のデータで、２０１０年の春分、夏至、秋分、冬至のそれぞれの日の出時間を地域別に表したものです。

32ページで解説しましたが、午前３〜９時の間に太陽の光を浴びなければ、体内時計を24時間に調節することはできません。

ですが当然のことながら、日本では午前3時に太陽が昇ってくることはありません。

ですから**「日の出の時間」**が朝早起きの限界を探る、**最も重要なキーワード**になります。

また、23ページの図にあるとおり、朝方はまだメラトニンの分泌が比較的高いレベルにあります。

朝起きて、比較的すぐに太陽の光を浴びられる状態にしておかなければ、メラトニンの分泌を抑えることができないため、いつまでも眠気が残ってしまいます。

メラトニンが大量に分泌されて眠気が残った状態で体を起こすことは、肉体的にも精神的にも負荷がかかります。

例えば午前2時、3時、4時など、極端な朝早起きすることは、結論からいうと、やってできないことはありません。

なぜなら、体内時計には**「履歴効果」**といわれる性質があり、例えば長い期間、午前3時起きの習慣を続けていると、その時間に合うようにセットされるしくみになっているからです。

ですが、夜中の2時、3時、4時に起きると、**ホルモンバランスはまだ寝ているのに、体だけ無理やり起こされる状態**になります。

先ほどお話ししたとおり、メラトニンなどのホルモンバランスを考慮すると、私は睡眠の専門医として、極端な朝早起きは、やはりオススメできません。

肉体的、精神的な負担を考えると、どうしても「日の出時間」を外して考えることはできないのです。

また「日の出時間」を考慮する際に忘れてはいけないのが、**体内時計の「履歴効果」**についてです。

「履歴効果」について簡単に説明すると、体内時計には過去の履歴を引きずる性質があります。

つまり、**過去に同じリズムを長く続けていると、そのリズムを続けやすくなるという特性を持っている**のです。

この特性を生かし「朝早起き」を習慣化するためにはできるだけ毎日、一定の時間に太陽の光を浴びることができるようにしなければなりません。

またビジネスパーソンを中心に、主婦や学生なども含めて、世の中の多くの人は1年間を通して、たいていスケジュールが一定です。

すると、毎日起きる時間も、たいていは一定にしなければなりません。

こうした点を考慮すると、**できるだけ長い期間、同じ「日の出時間」に太陽を浴び続けることで、体内時計の「履歴効果」を生かした「朝早起き」の習慣を作ることが大切**です。

以上を踏まえた上で、ギリギリ何時まで早起きをさせることができるのかを考えてみましょう。

41ページの図を見てください。

東京の日の出時間

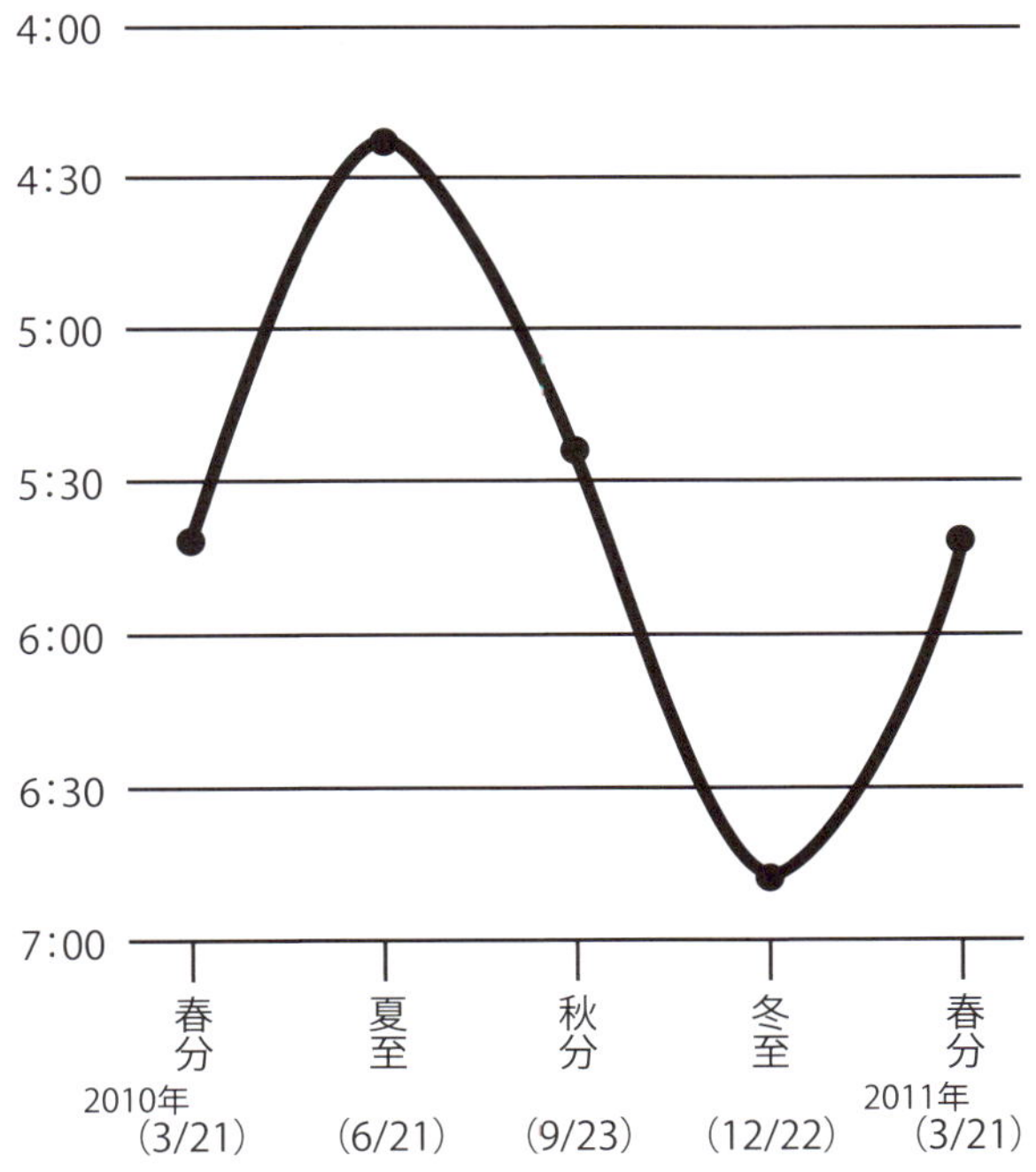

(国立天文台のデータより作成)

これは37ページの表をもとに、東京の日の出時間をグラフにしたものです。

こうしてグラフにすると、1年間の中で約半年間、履歴効果を作ることができる期間があることに気づきます。

それは、**春分から秋分までの半年間**です。

グラフを見て分かるとおり、この半年間はたいてい5時半には太陽が上がってくるため、5時半に起きて、すぐに太陽の光を浴びることができます。

私がオススメしているのは、**体内時計の「履歴効果」を生かして、春分から秋分までの半年間に「朝5時半起き」の習慣を作ってしまう**ことです。

国立天文台の調べによると、東京の場合、夏至は4時25分に太陽が上がってきますが、質の良い睡眠をとるため、カーテンを閉めて光をしっかり遮断します。

人間は太陽が上がってくる時間はコントロールできませんが、太陽の光を見る時間は自分で調節できます。

朝5時半まではぐっすり眠り、起床と同時にカーテンを開け、太陽の光をしっかり浴びるようにしましょう。

これを半年間繰り返せば、体内時計の履歴効果に「朝5時半起き」の習慣がしっかり刻まれます。

残りの半年間（秋分から冬至、冬至から春分にかけて）は5時半に太陽の光を浴びることができないため、多少起きるのがつらくなるかもしれません。

ですが、半年かけて履歴効果に刻まれた「朝5時半起き」の習慣があれば、この期間は太陽の光がなくても、比較的体に無理なく、自然に起きられるはずです。

もしあなたが朝早起きを習慣化したいと思うのであれば、**春先（3月）からはじめるのが一番いい**でしょう。

例えば夏に「朝5時半起き」の習慣をはじめたとすると、秋分までの期間が短いため、それだけ履歴効果を作る期間も短くなってしまいます。

夏に始めるという場合は、とりあえず秋分までは朝5時半に起きて太陽の光を浴びるように心がけて、その後も「朝5時半起き」の習慣を続けてみてください。

そこで、もし「太陽の光を浴びることができないと起きるのがつらい…」ということであれば、とりあえず「朝5時半起き」の習慣はあきらめて、翌年の春先に再チャレンジしてみてください。

ここで大切なのは、**できるだけ長い期間をかけて体内時計の履歴効果を生かしていくことで、肉体的、精神的負担を極力減らしていく**ことなのです。

ここで1つ問題になるのは、地域によって「日の出時間」が異なることです。先ほどの説明は東京を起点にお話ししましたが、日本では西に行くほど「日の出時間」が遅くなります。

国立天文台のデータをもとに調べると、春分、秋分ともに、東京と沖縄とでは「日の出時間」に50分ほどの開きがあります。

つまり、東京では5時半前後に太陽が上がってくるのに対し、沖縄は6時20分～30分ごろに太陽が上がってくるのです。

この時差は、いったいどのように克服すればいいのでしょうか？

結論からいうと、やはり**西に行けば行くほど「朝5時半起き」の習慣は作りづらくなります。**

起きてすぐに太陽の光を浴びることで肉体的、精神的負担をできるだけ少なくするのが、私の考える「朝早起き」の理想です。

人間は太陽の上がってくる時間をコントロールできません。

どうしてもということであれば、119ページでご紹介する「人工照明装置」を太陽の代わりに使う方法もありますが、できれば自然な形で習慣を作るべきです。

ですから、日の出が遅い地域にお住まいの方は、基本的に**「日の出前の明るさ」**を利用するしかありません。

照度が低いため、ひょっとしたら少し起きづらいかもしれませんが、それでも日の出前の明るさを利用して「朝5時半起き」の習慣を作ることは、結論からいうと可能です。

太陽は徐々に時間をかけて昇ってくるため、日の出と同時にパッと明るくなるわけではありません。

たとえ6時20分が「日の出時間」であったとしても、それ以前から徐々に明るくなってきます。

自然を利用するのであれば、その明るさを使うしかありません。

西の地域にお住まいの方は、朝5時半に起床したら、まずはすぐにカーテンを開けてください。

そして徐々に明るくなってくる外の光をしっかり浴びながら、朝の時間を過ごすようにしましょう。

曇りや雨の日と同じように、**日の出前の明るさは、太陽の光を直接浴びるよりも照度が落ちますが、それでも体内時計の調節には効果があります。**

こうした日の出時間の地域差の点から考えても、朝早起きの限界点は、やはり朝5時半です。

春先からの実践で、しっかり習慣化してください。

体内時計の「履歴効果」を生かして
春分から秋分までの半年間で
「朝5時半起き」の習慣を身につけよう！

5★

「朝5時半起き」でストレスが消える！

「朝5時半起き」を実践すると、どんなメリットがあるのか？

様々なメリットがありますが、ここでは**「ストレス解消効果」**について、医学的な研究結果をまとめておきます。

朝5時半に起きて、しっかり太陽の光を浴びれば、ストレスを減らすことができるのです。

そのメカニズムについて、お話ししましょう。

20ページでご紹介しましたが、1980年のルーイ教授の実験により、それまで信じられてきた「人間は光の影響をまったく受けない」という常識が打ち破られました。

このことにより、光を睡眠の調節や人間の治療に利用しようとする新たな試みが始まりました。

光には主に２つの効果があります。

１つは**「体内時計の調節」**で、もう1つが**「うつ病治療」**です。

光が「うつ病治療」に対して効果的だと分かったのは１９８４年。

光が「体内時計の調節」に効果があると分かったのは、本間教授の実験が行われた１９８６年です。

ですから、あまり知られていませんが、実は光の研究は「体内時計の調節」よりも、「うつ病治療」の研究の方が先に始まったのです。

１９８４年に行われたのは冬にだけうつになる人、つまり**「冬季うつ病」**の患者に対する実験でした。

冬と夏の違いは何か？

それは**「日の出」と「日の入り」の時間**です。

ご存じのとおり、冬の季節は遅く日が出て、早めに日が落ちてしまいます。

そこで行われたのは、冬季うつ病の患者に2500ルクスの光を人工照明装置で照射し、朝と夕方を人工的に伸ばして、夏と同じような環境を作り出すとどのようになるかという実験でした。

この結果として得られたのは、うつが治ってしまうという実験データです。

つまり、**うつ病の治療に光が効果的だということが証明された**のです。

この実験で分かったのは、暗い光を使ってもダメだということです。

2500ルクスくらいの明るい光を、朝と夕方に2回照射すると効果的だということが分かりました。

その後の実験では、夕方には光を照射せず、**朝方にだけ光を照射するのが、うつ病の治療に一番効率がいい**ということが判明しています。

つまり、**朝方に太陽の光を浴びることは、うつ病を改善させたり、ストレスを軽減させたりする効果がある**のです。

さらにその後の研究で、冬季うつ病だけに光が有効だという理論が覆り、実は**普通のうつ病にも光の照射が効果的**だということが分かりました。

ちなみに私はこの研究について共著で論文を出していて、世界的にも有名な論文になっています。

この研究により、光療法は、ごく限られた人のうつ病治療だけでなく、一般的なうつ病治療に適用範囲が広がりました。

光療法は普通のうつ病にも効果があります。

だいたいの人はうつになると家にひきこもってしまい、外に出て太陽の光を浴びたりしません。

それで、ますますうつ病の症状が悪化してしまいます。

本格的なうつ病になってしまうと2500～1万ルクスくらいの強い光を朝の6時くらいから2～4時間くらい照射しなければなりませんが、これを3日間くらい続けると徐々にうつ病改善の効果が出てきます。

52ページの図を見てください。

うつ病患者への光療法

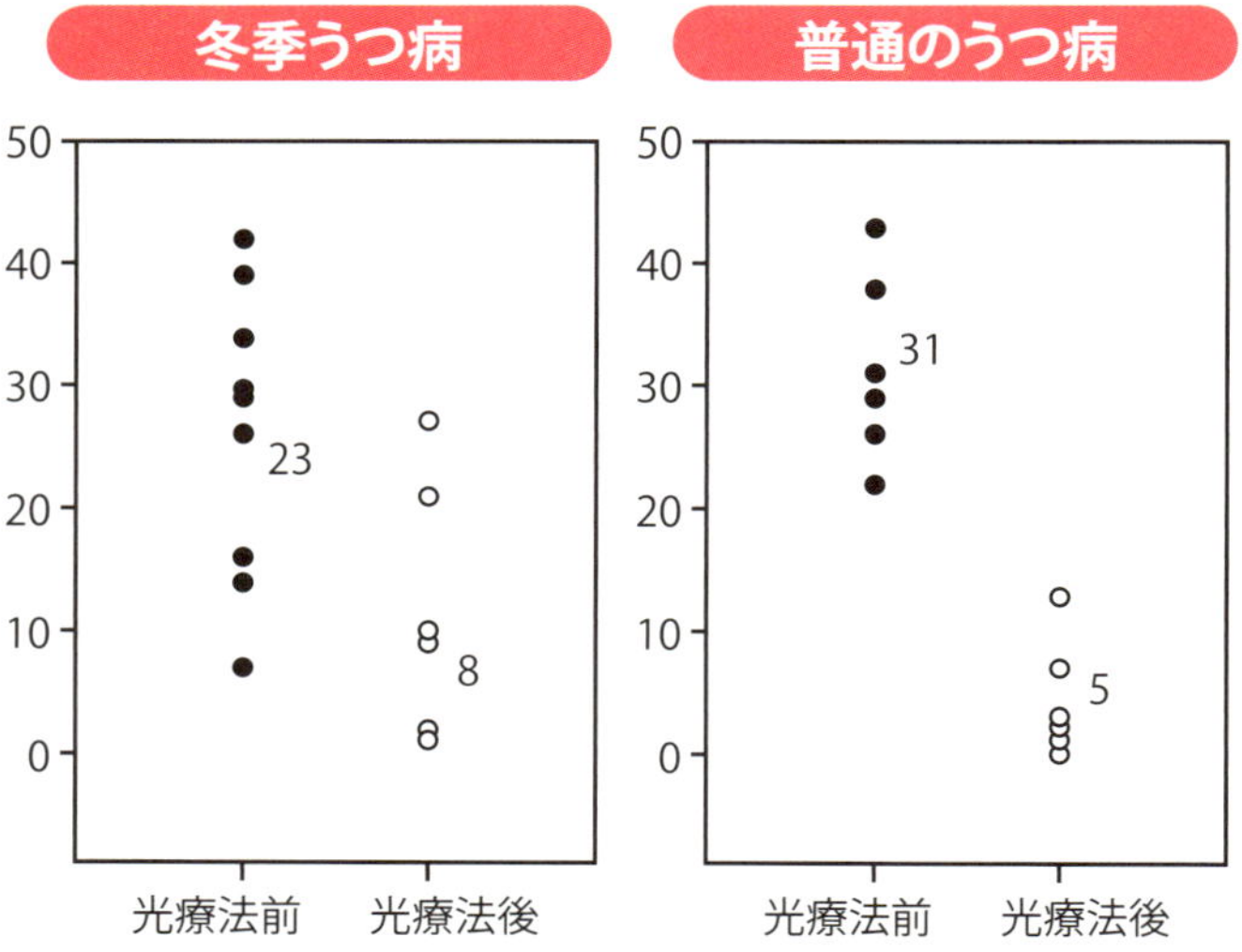

これはうつ病患者に高照度光療法を行った実験の結果ですが、冬季うつ病の場合は23点あったうつ病の症状が8点に軽減されています。

また、普通のうつ病の場合も、31点あった症状が5点になっています。

このように、**朝に光を浴びることによって、うつ病改善、ストレス軽減の効果があることは医学的に証明されている**のです。

ですから、私は**時間もお金もかからないストレス解消法**としても「朝5時半起き」をオススメしています。

特に仕事などでストレスを抱えているビジネスパーソンは、心身のストレスを日々の生活の中で、その都度解消させていくことが大切です。

そのためにも「朝5時半起き」を実行して、朝の太陽の光をしっかり浴びる生活習慣を、ぜひ身につけてください。

うつ病治療にもはっきり効果が
出ているとおり、朝の太陽の光には
ストレスを減らす効果がある！

6 「朝5時半起き」と「4時間半熟睡法」を組み合わせる！

社会人にとって、睡眠は大きな問題です。

仕事をする時間、遊ぶ時間、趣味に費やす時間、家族と過ごす時間など、いろいろなことを考えると、睡眠時間はできるだけ短いに越したことはありません。

人生は短く、時間は本当に限られています。

では、**むやみに睡眠時間を削っていいのかというと、そうではありません。**

間違った短眠法を実践すると睡眠不足による不快感が残り、仕事の能率が落ちてしまったり、遊んでいても楽しくないという状況に陥ってしまいます。

これでは本末転倒でしょう。

「はじめに」でもお話ししましたが、専門医として、私が睡眠を考える上で大切だと考えているのは「睡眠時間をいかに短くするか?」「朝、いかに気持ち良く早起きできるか?」の2点です。

つまり**「短眠法」**と**「起床術」**が重要なポイントです。

この2つさえしっかりおさえておけば、**質の良い睡眠をとりながら、自分のプライベートな時間もしっかり作り出すことができる**ようになるでしょう。

ここで生み出した時間をどう使うかはあなた次第です。**「仕事」「勉強」「趣味」「恋愛」**など、何でもいいでしょう。

この時間をうまく使うことができれば、あなたの人生は今よりももっと輝いたものになるはずです。

ですから、ここでは私が考案した「短眠法」と「起床術」を組み合わせた、**1週間の睡眠スケジュール**についてご紹介しましょう。

まずは、前作『4時間半熟睡法』を読んでいない方のために、ここでは概要だけ、簡単に触れておきます。

まず基本的な知識として知っておいてほしいのは、毎日規則正しい「6時間」の睡眠を確保しさえすれば、眠気もなく、パフォーマンスが落ちないことです。

これは1973年、ジョンソンらの研究で明らかになったもので**「作業能率を低下させないまま、無理なく睡眠を短縮できるのは6時間である」**という実験データが出ています。

これをできるだけ削るにはどうすればいいのか?

そこで私が考案したのが、90分の睡眠サイクルを意識しつつ、毎日の睡眠時間に変化をつけて、トータルの睡眠時間を減らしていく「4時間半熟睡法」です。

「4時間半熟睡法」では、1週間のスケジュールは以下のようになります。

- **ウィークデー(月曜~金曜)の5日間は「4時間半」の睡眠で乗り切る。**
- **土曜、日曜のどちらかで「7時間半」の睡眠をとって、体を回復させる。**
- **土曜、日曜のどちらかはパフォーマンスに支障がない「6時間」の睡眠にする。**

これは睡眠学で有名なチューリッヒ大学・ボルベイ教授の実験をもとに私が考

案したスケジュールで、ボルベイ教授は「**1週間のうち4日間、4時間の短眠をさせたとしても、1日だけ通常の長さの睡眠をとれば、その不足分はリカバリーできる**」という実験データを出しています。

周知のとおり、睡眠の1サイクルは90分であるため、ウィークデーの睡眠時間はその倍数の4時間半とし、土曜か日曜に、少し長めの睡眠をとって不足分を補うスケジュールを組みました。

これが「4時間半熟睡法」の概要です。

この「4時間半熟睡法」と「朝5時半起き」を合わせると、1週間のより具体的なスケジュールは以下のようになります。

- **ウィークデー（月曜～金曜）の5日間は「午前1時～5時半」に寝る。**
- **土曜、日曜のどちらかは「午後11時半～7時」に寝て、長めの睡眠をとる。**
- **土曜、日曜のどちらかは、睡眠のゴールデンタイムである「0時～6時」に寝るか、もしくはこのゴールデンタイムに近い時間帯で6時間の睡眠をとる。**

最強の睡眠プログラム

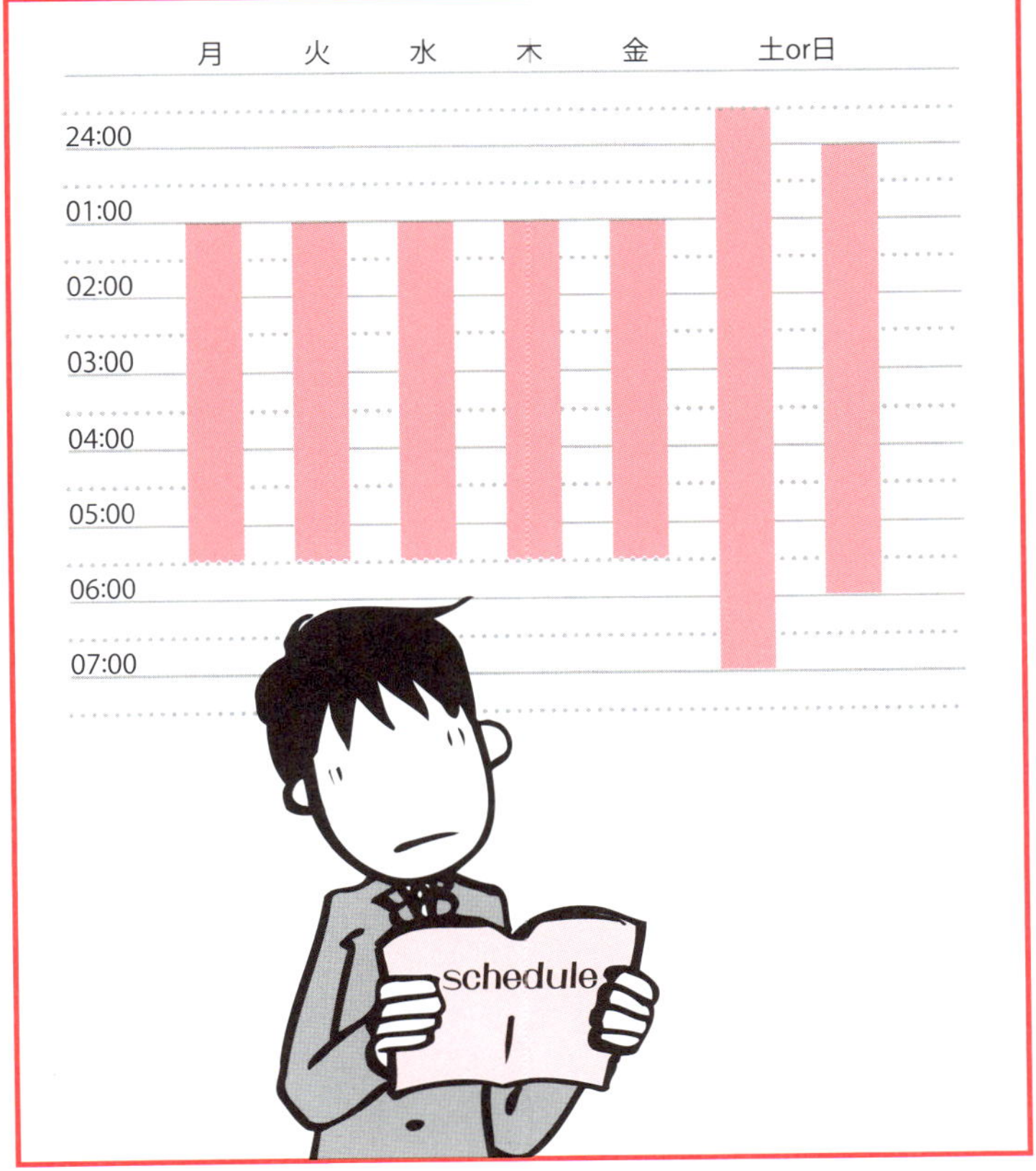

ちなみに「睡眠の90分サイクル」について簡単に説明すると、人間の睡眠には夢を見る**「レム睡眠」**と、ほとんど夢を見ない**「ノンレム睡眠」**の2種類があります。

「レム睡眠」の主な役割は**心のメンテナンス**、「ノンレム睡眠」の主な役割は**体や脳の休憩、身体の成長**などです。

睡眠はこの「レム睡眠」と「ノンレム睡眠」がセットになり、約90分周期で4〜6回繰り返されて、目覚めに至ります。

そのため、**90分の倍数で寝るとスッキリ目覚めることができますし、効率の良い睡眠をとることができます。**

これが「睡眠の90分サイクル」です。

先ほど58ページでご紹介した1週間のスケジュールは当然、この「睡眠の90分サイクル」にのっとったものになっていますし、**短い時間で、しかも朝気持ち良く早起きできる「最強の睡眠プログラム」**だと自負しています。

ぜひ、実践してみてください。

レム睡眠とノンレム睡眠

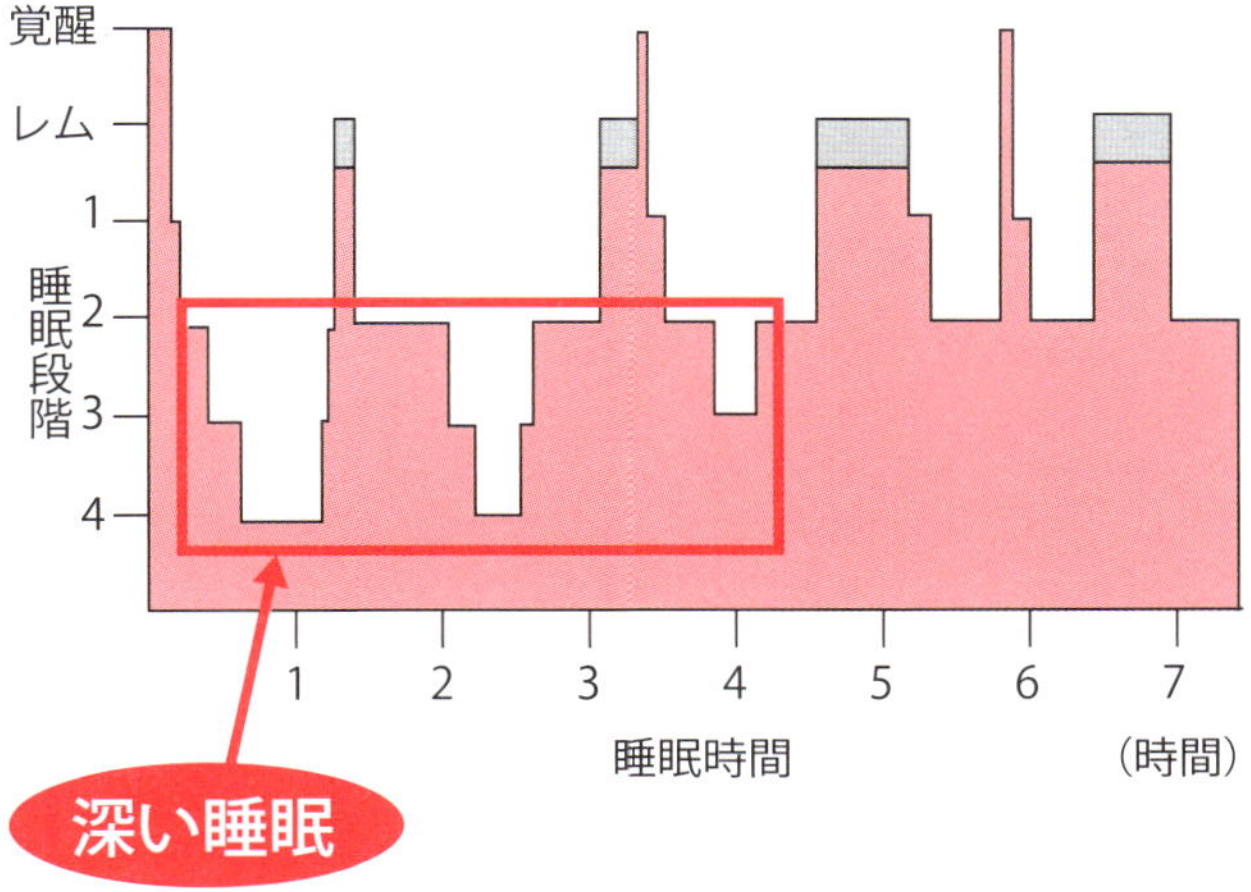

「レム睡眠」と「ノンレム睡眠」が
90分周期で繰り返される！

ウィークデーは「午前1時〜5時半」に寝て
不足分は土曜か日曜に「午後11時半〜7時」に
寝て補おう！

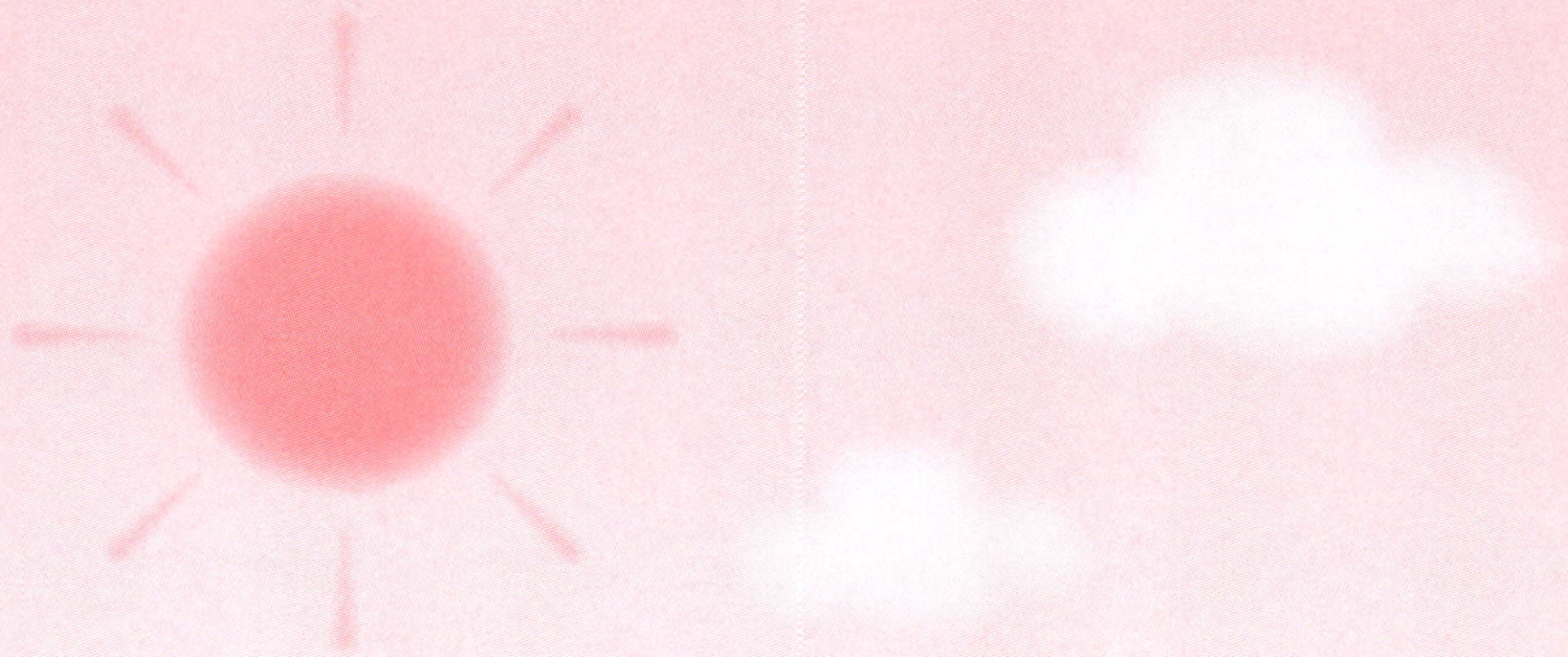

2章 「朝5時半起き」を支える8つの生活習慣

1★ 毎朝、必ず朝食をとる！

第2章は**「脳の回転力や仕事力をアップさせる方法」**や**「体内時計の調節に効果的な生活習慣」**、また**「睡眠の質を上げるテクニック」**などについて、睡眠の基礎知識を交えながら、まとめていきたいと思います。

全てを実行する必要はありません。

「これは自分に合いそうだな」と思うものだけをピックアップして、ぜひ日々の生活の中に取り入れて、実践してみてください。

まずは、食事についてです。

食事について私がまず指導をしているのは、**朝食を必ずとりなさい**ということです。

なぜ朝食をしっかりとらせるのかというと、それは**午前中の仕事力に大きな差が出る**からです。

前作『4時間半熟睡法』にも書きましたが、午前中は仕事ができる人とできない人とで決定的な差がつきます。

人間は昼から夜にかけては体温が高くなっているため、どんな人であっても、仕事の効率やパフォーマンスには、実はあまり差が出ません。

仕事ができる人は、そのあたりを感覚的に知っています。

午後になると仕事の効率が落ちるということを何となく感じているため、午前中に一気に重要な仕事を片づけてしまいます。

だから、午前中はできる人とできない人とで決定的な差がついてしまうのです。

この大事な午前中にしっかりスタートダッシュを決めるために、朝食をとることとは欠かせません。

その重要性を理解していただくために**「コルチゾール」**というホルモンについて簡単に説明しましょう。

コルチゾールは体に蓄えられている栄養素、つまり**「脂肪」やブドウ糖のかたまりである「グリコーゲン」を代謝して、エネルギーに変える**役割があります。

例えば人間は、夜寝ている間に食事をすることはできません。

ですが、夜寝ている間も、生命を維持するために、どこかでエネルギーを生み出さなくてはなりません。

ここで活躍するのがコルチゾールです。

67ページの図を見てください。

コルチゾールは体内時計に支配され、**夜中の3時**くらいから大量に出てきます。

夜中の3時くらいからコルチゾールが活躍し、蓄えられた脂肪やグリコーゲンをエネルギーに変えることによって、心臓や肝臓などを動かし、人間は生命を維持しています。

コルチゾールの分泌

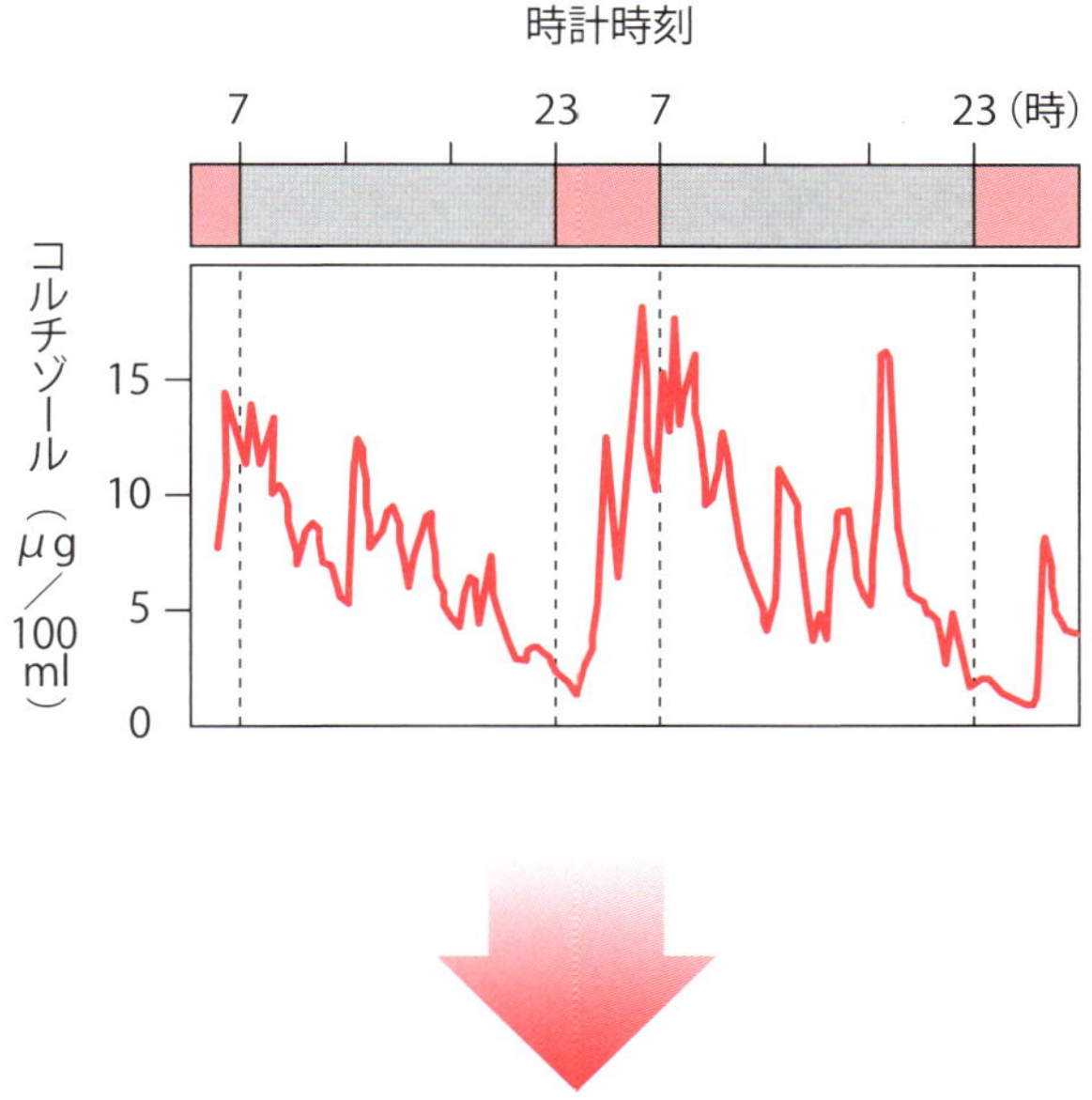

コルチゾールは夜中の3時すぎから大量に分泌される!

そういう意味では、**人間は寝ながらにしてダイエットをしている**といえるでしょう。

コルチゾールは、**寝ている間に、体に蓄えられた脂肪やグリコーゲンをエネルギーに変えてくれている**のです。

ここで問題になるのは、朝起きずに、お昼くらいに起きた時です。

例えば、休日などに夜更かしをして、正午くらいに起きた時に「**たくさん寝たはずなのに、何だか体がだるいな…**」と感じたことはありませんか?

これは67ページの表で見ても分かるとおり、**お昼に起きてくると、すでにコルチゾールの分泌が下がってきてしまっている**ことが原因の1つです。

コルチゾールが下がってきて、血糖値が下がってしまっているため、体がだるく感じ、思うように動かないのです。

少し詳しく説明すると、お昼くらいに起きた場合、コルチゾールによってグリコーゲンから作られたブドウ糖が、再びグリコーゲンに戻ってしまいます。

さらに、ブドウ糖がグリコーゲンに戻り、エネルギーがない状態で起きることになるので、寝起きから元気に動くことができません。

こうした効率の悪い状態を生み出さないためには、コルチゾールが分泌される時間帯に寝ているのはもちろんのこと、**起床時間**もまた大切になってきます。

コルチゾールの分泌を考えると、**午前5時30分〜午前8時30分**の間に起床するのがベストで、この3時間が**起床時間のゴールデンタイム**といえるでしょう。

私が「朝5時半起き」をオススメしているのは、こうしたホルモンバランスも考慮してのことです。

さて、もうお気づきかもしれませんが、このコルチゾールが生み出すエネルギーは寝ている間の生命維持と寝起き直後のもので、基本的にお昼まで持ちません。

個人差はありますが、**コルチゾールで作られたブドウ糖は通常、朝の10時くらいまでには切れてしまいます。**

ですから午前中にしっかり仕事をしたいなら、コルチゾールが分泌され、まだたくさんエネルギーがあるうちに、次のエネルギーを補給しなければなりません。

そのために大切なのが、**朝食**なのです。

コルチゾールの分泌が下がり、コルチゾールが作ったブドウ糖がなくなってきたところで、今度は朝食でとったブドウ糖が供給されれば、エネルギーの切れ目がなくなります。

朝食をとれば、大切な午前中をエネルギッシュに過ごすことができます。

朝食の重要性を理解していただいた上で、では何を食べればいいのか？

私は、朝食は**3つのパート**に分けるべきだと考えています。

1つ目は**すぐにエネルギーになるもの**、2つ目は**昼までお腹にたまるもの**、3つ目は、**1つ目と2つ目の中間のもの**です。

これらをバランスよく食べることが大切です。

具体的にあげると、1つ目のすぐにエネルギーになるものとしては**オレンジジュース**、**果物**など、2つ目の昼までお腹にたまるものとしては**ソーセージ**、**ベーコン**、**卵**、**納豆**、**焼き魚**など、3つ目の中間のものは**パン**、**ご飯**などです。

理想的な朝食のメニュー

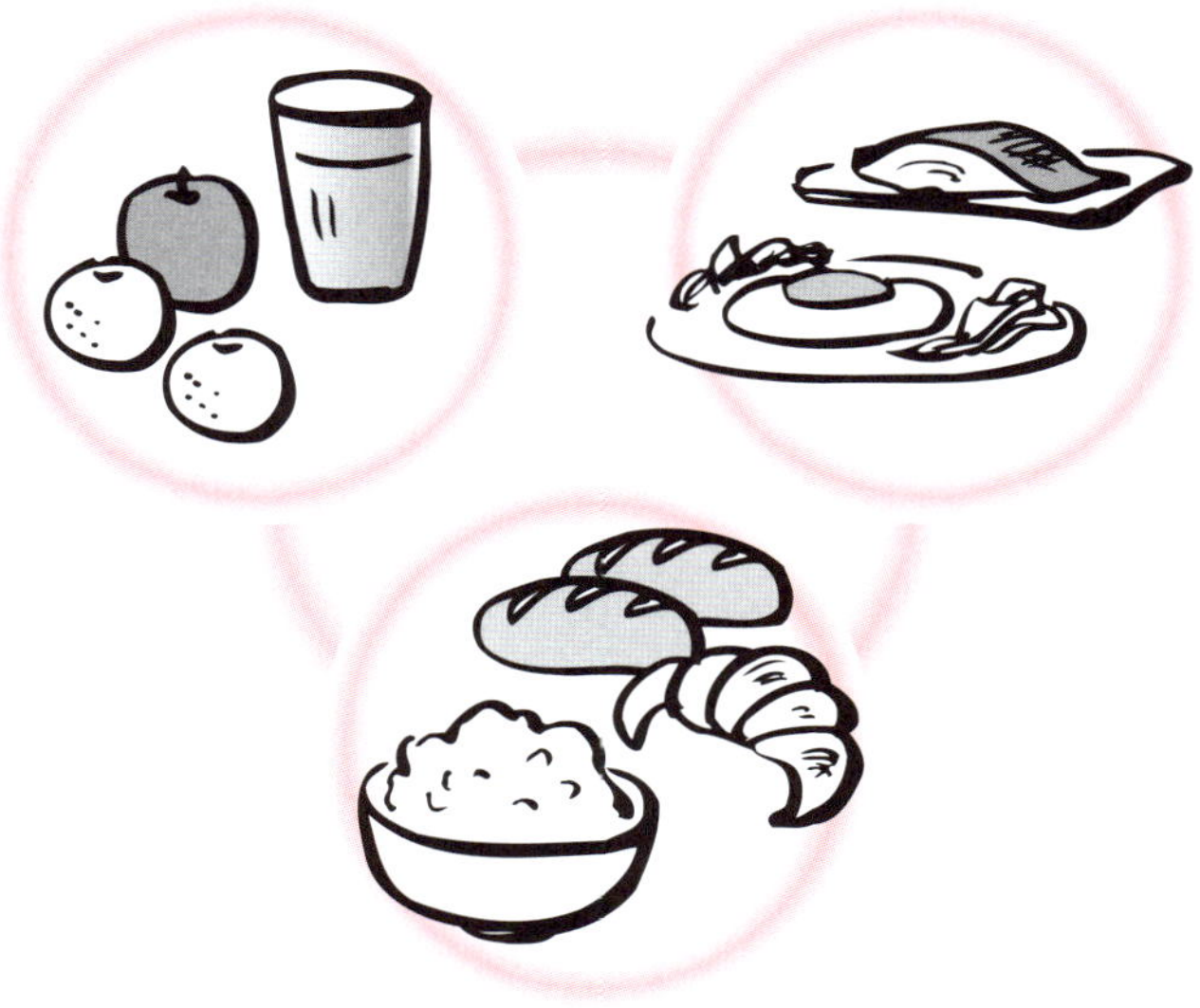

3つの要素をバランスよくとろう!!

ご覧になっていただくと分かるように、**和食メニュー**ではどうしても1つ目のすぐにエネルギーになるもの、つまり**糖分が不足しがち**になります。

ですから、オレンジジュースを飲んだり、糖分入りのヨーグルトを食べたりするなどして、積極的にブドウ糖を補給するように心がけましょう。

朝食にこうしたバランスのよい栄養素を、毎日決まった時間に補給することで、仕事のスタートダッシュにもはずみがつくはずです。

ライバルに差をつけるためにも、朝食は必ず、毎日とるようにしましょう。

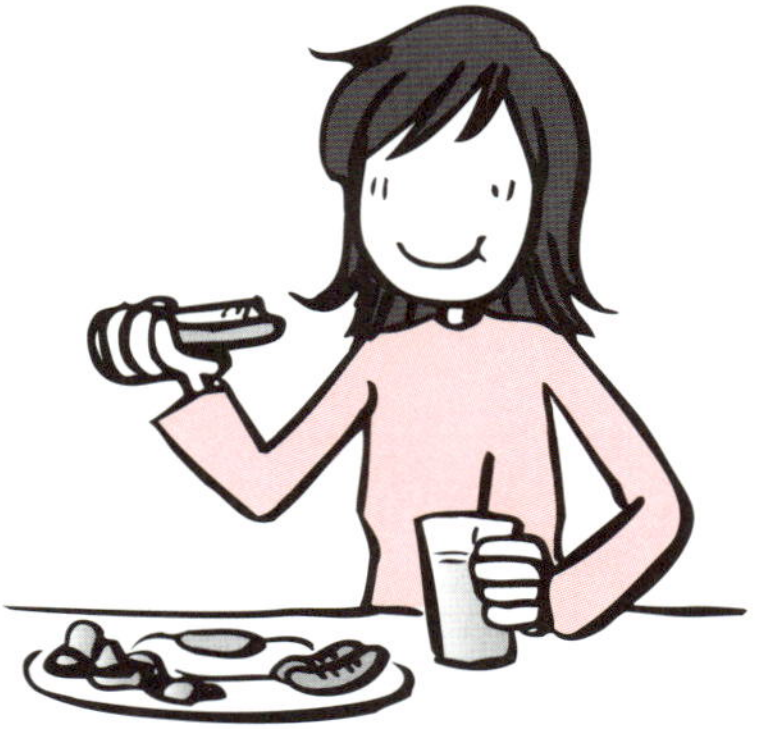

コルチゾールが生み出したエネルギーは昼までもたない！　朝食をとることで午前中の仕事力に差がつく！

2 ライバルに差をつける「午前中の仕事術」

「朝5時半起き」を実践し、朝食もしっかりとっていただいたら、いよいよ午前中の仕事です。

ライバルとの差が一番つく午前中に向いているのは、いったいどんな仕事なのか？

ここでは、睡眠の医学的な観点や、私の例をもとに解説します。

寝ている間、人間は脳を休めているだけでなく、前日に起こった出来事を整理し、記憶の戸棚にしまい込んでいます。

イメージ的には、グチャグチャになっている机の上が、朝起きたらスッキリ整理されているといった感じでしょう。

60ページで説明した「レム睡眠」の時に、前日の記憶を戸棚にしまい込むことで、「うつ病」などの心の病を予防しているのです。

このしくみを理解していると、午前中にやるべきことの答えが見えてきます。

夜、寝ている間に脳の整理を行うということは、**朝起きた時は、1日の中で一番脳がスッキリとした状態になっている**ということです。

こうした脳の状態は、何か創造的なこと、具体的には**アイデアを生み出したり、そのアイデアをまとめたりするのに最も適しています。**

朝の早い時間は電話がかかってきたり、誰かが話しかけてくるなど、作業を中断されるような邪魔が、基本的には入りづらい時間帯でもあります。

ですから、朝の早い時間というのは、何か新しいものを生み出す絶好のチャンスです。

純粋な想像力を働かせる仕事は、朝が最も適しているのです。

あなたがもし自分でリーダーシップをとる立場、もしくはこれからとっていきたいと思うのであれば、人にいわれる仕事をこなしているだけではダメです。**自分で何か新しいものを生み出すことで、他人をグイグイ引っ張っていかなければなりません。**

そうでなければ、リーダーシップをとることはできません。

リーダーシップをとれなければ、いつまで経っても他人からの指示をうけ、それを遂行するだけの仕事になりかねません。

私の場合、毎朝5時半に起きてすぐに朝食をとり、遅くとも7時くらいまでには、私のオフィスであるスリープクリニックに出勤しています。

午前9時すぎには人の出入りが始まりますから、お客様や病院関係者など、いわば他人に左右される仕事が多くなり、どうしてもプライベートな時間をとることができません。

ですから、基本的に午前7～9時までの時間はプライベートな時間として、いろいろなアイデアを考えたり、本の原稿をチェックするなどして、まずは自分の脳をフル回転させる必要のある仕事を完結させてしまいます。

私にとっては、この2時間が勝負です。

脳神経外科の専門医である築山節先生がベストセラー『脳が冴える15の習慣』（日本放送出版協会刊）の中でおっしゃっていますが、**ダラダラやるよりも、時間制限を設けることで、人間の脳は回転力が高まります。**

私の場合も7〜9時の2時間に限定することで、結果として、ムダに時間をかけるよりも、ずっといいアイデアを生み出したりすることができるようになっていると感じています。

また私は、スタッフを含めた**スケジュール管理**も、この朝の2時間で終わらせるようにしています。

具体的にはメールの返信なども、基本的にこの時間内で終わらせてしまいます。

私の場合、スタッフのスケジュール管理は、その日のうちにやるべきことをポストイットに箇条書きして、パソコンの画面に張っておくようにしています。

そうすることによってスタッフが出社した際、今日1日で何をやらなければならないかが、一瞬で分かるようにしておくのです。

午前9時前にスタッフへの指示出しを終えてしまえば、クリニックのスタッフは出社次第、速やかにルーティーンワークを行えます。

自分のアイデア出しだけでなく、**部下やスタッフの環境を整えることも、リーダーの大事な仕事の1つ**でしょう。

多忙な中でも、私がそうした環境を整えられるのは「朝5時半起き」を実践し、自分の時間を作り出す工夫をしているからです。

朝型人間が管理者になる資格があるのか、それとも管理者になったから朝型に切り替えたのかは分かりませんが、どちらにしても**管理者になる人間はたいてい朝型**です。

朝寝坊して、時間ギリギリに出社をしているようでは、今後のビジネス環境では生き残れないでしょう。

「2割、6割、2割の法則」というものがあります。

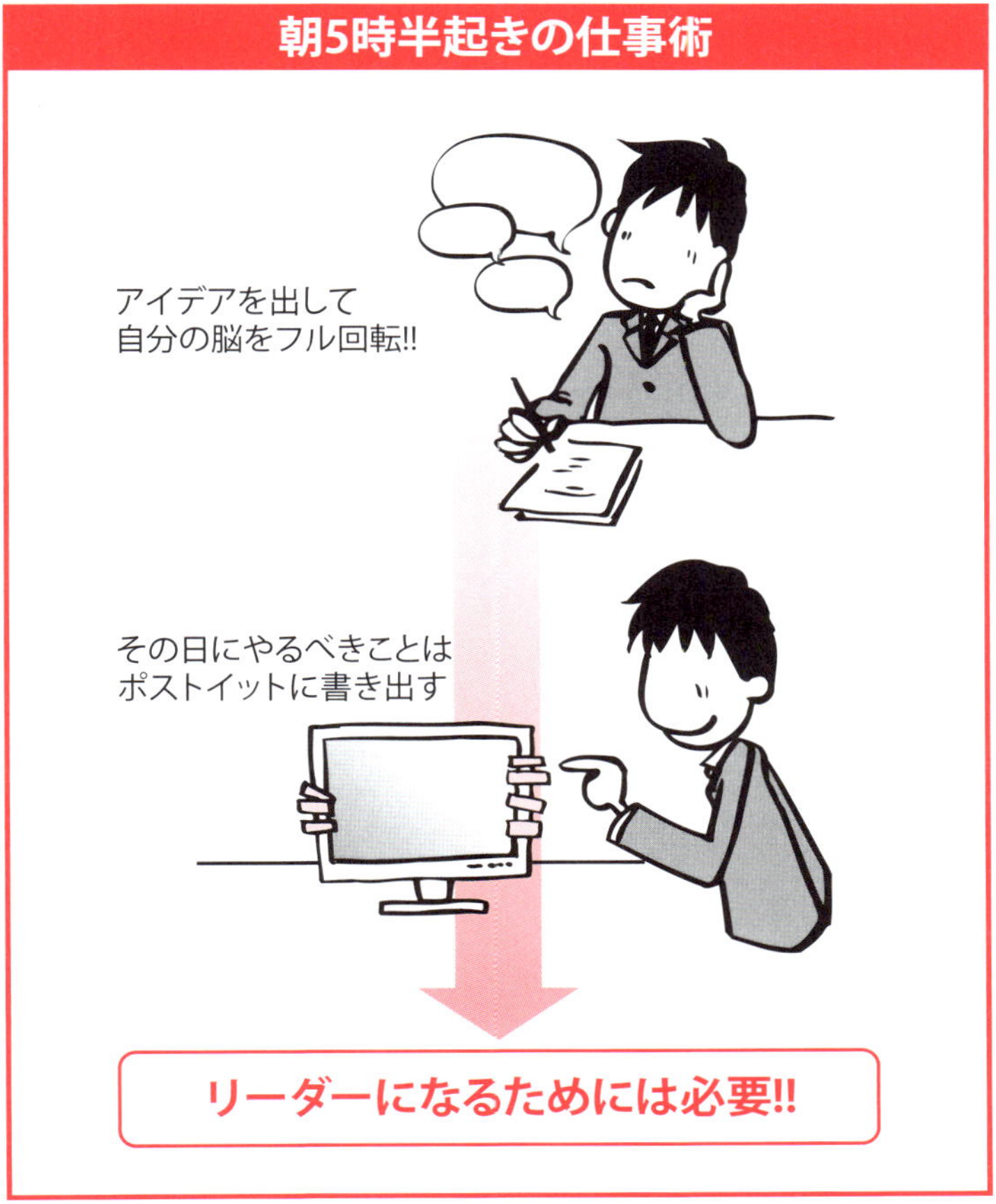
朝5時半起きの仕事術
アイデアを出して
自分の脳をフル回転!!
その日にやるべきことは
ポストイットに書き出す
リーダーになるためには必要!!

これはどんな組織であっても、組織に利益をもたらすトップ20％の人、ルーティーンワークを無難にこなす60％の人、そして仕事ができない20％の人で構成されているという法則です。

経済状況がよりいっそう厳しくなると予想される今後、**確実に生き残れるのはトップ20％の人たちだけ**だともいわれています。

会社の状況が厳しくなってくれば、今まで安泰といわれていたルーティーンワークを無難にこなす60％の人たちの仕事でさえ、アウトソーシングしたり、派遣社員に切り替えるなどして、会社のスリム化を図ることが十分予測されます。

こうした時代に、あなたがビジネスパーソンとして生き残りたいのであれば、組織に利益をもたらし、自らリーダーシップを取るトップ20％に入るしかありません。

そして、そのトップ20％に入るために、私は**朝早起きすることが必要不可欠**であると考えています。

指示待ちの人に共通していえることは「自分ならこうしたい！」という自分の

アイデアがないことです。

もしくは、アイデアはあるのかもしれませんが、それを発表したり、実行に移したりしません。

日々の仕事に流されてしまい「こうしよう」「ああしよう」というアイデアを考える時間がなかなか作れない事情はよく分かります。

ですが「時間がないから仕方ない…」では、いつまでたっても変わりません。

時間がないのであれば、自ら時間を作り出すしかありません。

その最も簡単で、今すぐ、誰でもできる方法が**「朝5時半起き」**です。

この習慣を身につけることができるかどうかで、人を引っ張っていく人間になるのか、それとも人に引っ張られる人間になるのかが決まるような気が、私はしています。

「朝5時半起き」を実践し、5分でもいいからアイデアを出す時間を作る。

ぜひ、実践してみてください。

午前中はアイデアを出す仕事を中心にする！

3 食事を毎日、決まった時間にとる!

食事は1日何回食べなければいけないとか、何時にとった方が良いというのは基本的に決まっていません。

ですが私が食事を指導する際に気をつけているのは、必ず**毎日決まった時間に食事をとってもらう**ことです。

理由は2つあって、まず1つは食事を毎日一定の時間に食べていると、**体内時計が24時間にセットされやすくなる傾向がある**からです。

また2つ目の理由として、食事の時間を一定にすると、ダイエットや朝のエネルギーを生み出す際に必要不可欠な**コルチゾールが規則正しく分泌される**ようになります。

コルチゾールの分泌は体内時計だけでなく、実は食事の影響も受けているのです。

食事のリズムは、基本的に体内時計に依存していません。

詳細の研究はまだこれからなのですが、体内時計とは別に「**腹時計**」のようなものがあり、これが食事のリズムに影響を与えているらしいことが最近分かってきました。

そして体内時計だけでなく、この**腹時計がコルチゾールの分泌に影響を与えているよう**です。

朝から活力ある行動をするためには、コルチゾールの分泌が欠かせません。

人間にとってホルモンのバランスは大切です。

そして、成長ホルモン以外のホルモンは、基本的に体内時計によって支配されています。

ですから、体内時計の調節はホルモンバランスを整える上で欠かせません。

私の感覚でいうと、体内時計の調節は**ほぼ90%が太陽の光**に支配され、**残りの10%が食事と運動**によって支配されています。

ですから、**食事の時間を一定にするということは、体内時計の調節にある程度の効果がある**のです。

体内時計が24時間にしっかり調節されると、ホルモンのバランスが良くなり、人間は活動的になります。

例えばメラトニンがうまく働けば、寝つきが良くなり、目覚めも良くなります。

コルチゾールがうまく働けば、夜寝ている間にダイエットができ、しかも朝の活動エネルギーを効率良く生み出せます。

成長ホルモンがうまく働けば、美容と健康が促進されます。

このように**体内時計を整えるとホルモンバランスが良くなり、肉体的に様々なメリットを得られる**のです。

活動的な毎日を送るため、食事は毎日決まった時間にとるようにしましょう。

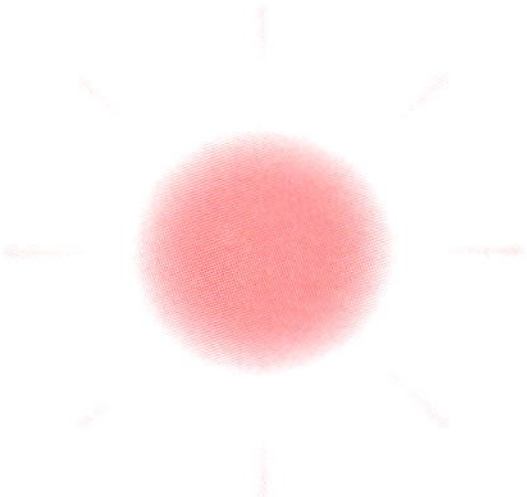

食事を決まった時間にとれば
体内時計が24時間に調節されやすくなり
ホルモンのバランスも良くなる！

4 毎日の生活に運動を取り入れる！

先ほど85ページでも書きましたが、私の感覚では、体内時計の調節はほぼ90％が太陽の光、残りの10％が食事と運動によって支配されています。

ですから、**毎日の生活に運動を取り入れることは、体内時計の調節に一定の効果があります。**

例えばリスなどを見れば分かりますが、生物は体が小さければ小さいほど、体内時計が地球の24時間よりも早く設定される傾向があります。

なぜ24時間よりも早くなるのかというと、それは体が小さいため、エネルギーの貯蔵タンクも小さくなるからです。

エネルギーの貯蔵タンクが小さければ、こまめに食物で栄養を摂取しなければ生きていけません。

こまめに栄養を摂取する必要があると、体内時計は早くなる傾向があるのです。

89ページを見てください。

これは光を遮断した部屋で1日23時間40分で生活をしてもらい、運動をしている時としていない時のメラトニンリズムをそれぞれ調べました。

その結果、運動をしていない時のメラトニンリズムが24時間4分だったのに対し、運動をしている時のメラトニンリズムは23時間53分になり、1日の生活リズムである23時間40分に、かなり近づく形になりました。

このデータから分かったのは、**運動をしている人ほど、体内時計やメラトニンリズムが早くなり、調節されやすくなる**ということです。

では、何時くらいに、どういった運動をすればいいのか？

どういった運動をするのかについては、体力の個人差もありますので、基本的には、**翌日に疲労が残らない程度の運動**を行えばいいと思います。

メラトニンリズムの変化

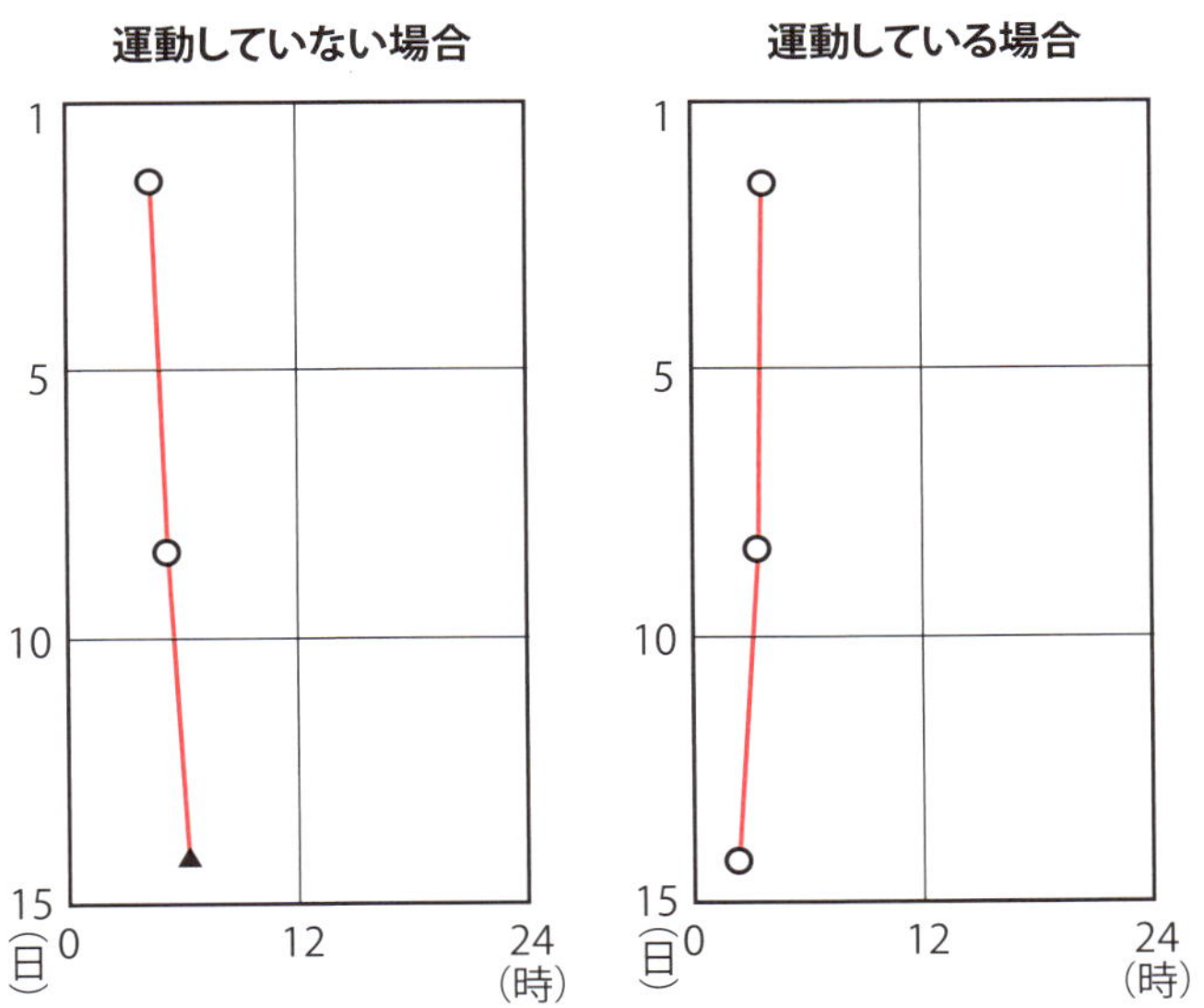

私がこだわってほしいのは「いつ」の部分で、**運動は夜に行うべき**だと考えています。

朝の運動は基本的に、体に良くありません。

車で例えれば冷え切った車のエンジンを一気に全開にするようなものです。それよりも温まった体、つまり体温が上がっている夕方から夜にかけての運動の方が、体にかかる負担は少なくなります。

実は、夜の方が運動に適しているというのは、スポーツ選手のゴールデンタイムを探った実験でも証明されています。

水泳選手のタイムを計って、何時頃の結果が一番いいのかを調べたところ、夜のタイムが一番良かったそうです。

体温が上がると、体の酵素の働きが良くなります。酵素の働きが良くなれば良くなるほど、体の動きも良くなります。

ですから、**運動は夜にするのが一番いい**のです。

体内時計の調節だけでなく、**質の良い睡眠をとる上でも、運動は効果的**です。

そのことを理解していただくために、睡眠と体温の関係について、簡単にまとめておきましょう。


92ページの図を見てください。

人間は基本的に夜になると眠くなりますが、実はその時に、**体温は1℃くらい急激に下がります。**

これは脳からの指令が出ているためで、体温が高いところから低いところに急激に落ちると、人間は眠くなるようになっています。

つまり、**体温の落差が大きいと、人間は眠くなる**のです。

この事実を運動に応用しましょう。


質の良い睡眠をとるという観点から私がオススメしているのは**ウォーキング、ヨガ、ストレッチなどの軽い運動を、就寝の2時間前に行う**ことです。

軽い運動で、まずは一時的に体温を上げます。

体温の変化

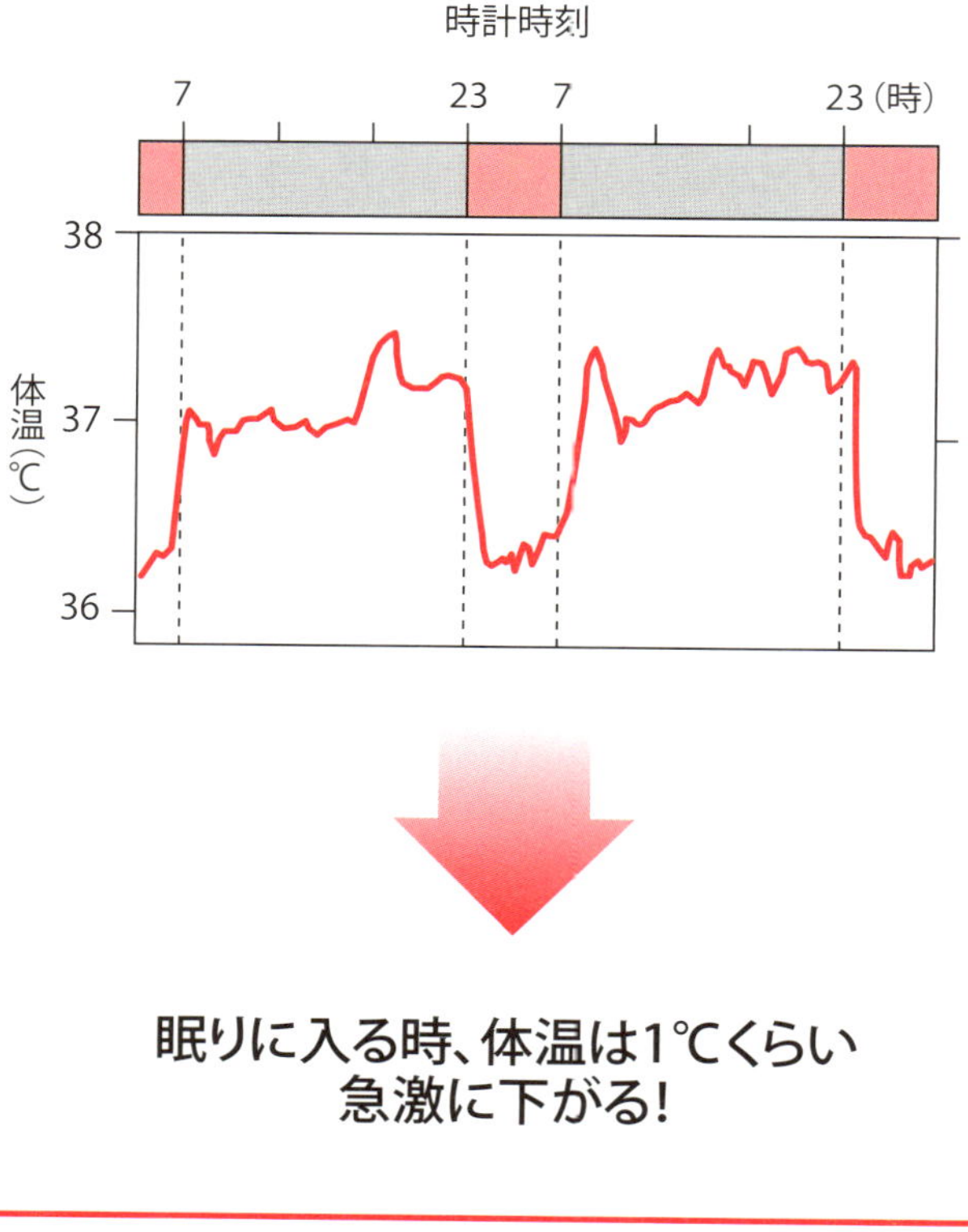

眠りに入る時、体温は1℃くらい急激に下がる!

運動は一時的に体温を上げますが、**2時間後には放熱が行われ、逆に体温が下がります。**

この体温が下がる時、人間は眠くなります。

激しい運動は覚醒《かくせい》効果があり、質の良い睡眠には逆効果になってしまいますが、**ウォーキング、ヨガ、ストレッチなどの軽い運動**であれば、適度に体温を上げることが可能です。

運動は体内時計の調節だけでなく、質の良い睡眠にも効果があるので、ぜひ日々の生活習慣に取り入れてみてください。

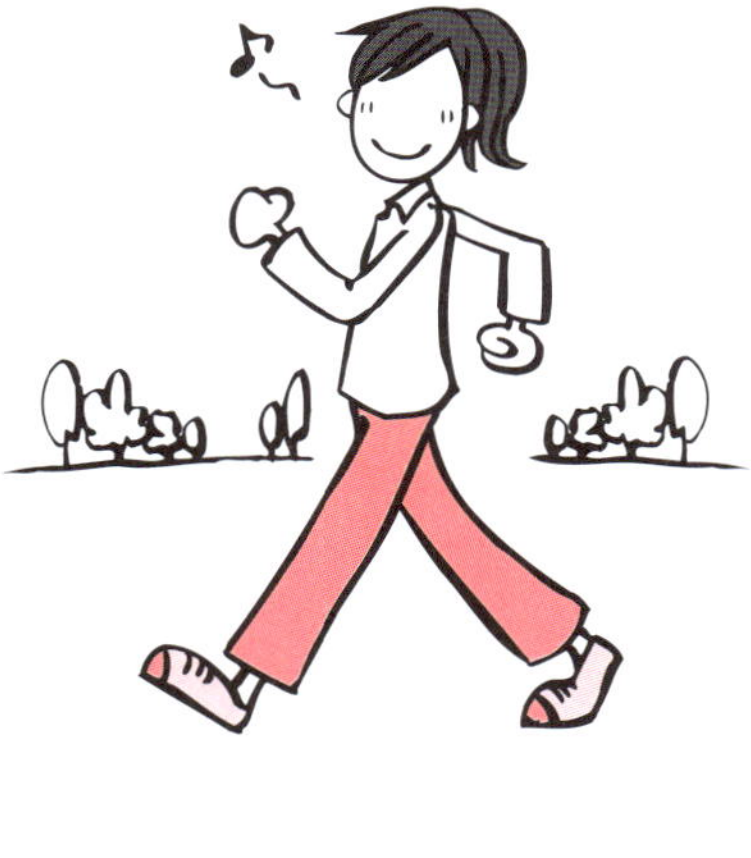

運動には睡眠の質を良くするだけでなく
体内時計を調節する効果もある！

5 快適な睡眠環境を作る方法①

先ほどお話ししましたが、人間は眠る時、体温が急激に1℃くらい下がります。

では、**どうやって体温を下げているのか？**

睡眠環境を作るための基礎知識として、そのメカニズムを簡潔に説明します。

人間の体温が急激に1℃も下がるのは、簡単にいうと、**冷たい血液を体中に流す**からです。

では、血液をどうやって冷やすのか？

その役割を果たしているのが、**手足**です。

手足は他の体の部分に比べて薄く、外の空気の影響を受けやすい部分です。

手足で冷ました血液をドンドン体に循環させることで、人間は急激に体温を下げ、眠りに入ります。

あなたは「もうそろそろ寝よう」と思った時に**「何だか手足が熱いな」**と感じたことはありませんか？

それは、脳からの指令が出て、体を循環して熱くなった血液が手足に集まってきているからです。

手足で血液を冷やし、その血液を体に循環させることで体温を下げ、体は眠りに入ろうとするのです。

この事実を快適な睡眠環境作りに応用しましょう。

私がオススメしているのは、以下の３つです。

- **夏は室温を27〜29℃に設定する。**
- **冷え性の人は手袋、くつ下をつけて寝る。**
- **湿度をコントロールする。**

「体に冷たい血液を流せば体温が下がって眠くなるから、手足を冷やそう」と思うかもしれませんが、**手足を冷やしすぎることは禁物**です。

手足の温度を必要以上に下げて、体内を循環する血液の温度を下げすぎてしまうと、体が敏感に反応して、逆に体温を上げようとして働き出してしまいます。

すると逆に、体は眠りに入ることができなくなってしまうでしょう。

手足を冷やすには適温があって、それは**体温より少し低めの33℃**くらいです。

ですから布団内の温度を33℃に保てば、人間は速やかに眠りに入ることができます。

私が室内の温度を**27〜29℃**くらいにしましょうというのは、この布団内の温度を保つためです。

私はこの室温を保つために「エアコンをつけたまま寝てもかまわない」と指導しています。

一方、よく「手袋、くつ下をつけたまま寝ると、睡眠の質が悪くなる」といわれますが、これは本当です。

手袋やくつ下をつけたまま寝ると、手足から体温を逃すことができなくなるため、体温をうまく下げられなくなり、結果として睡眠の質が悪くなってしまいます。

ですが、**冷え性の方は、その限りではありません。**

冷え性の人は手足が冷えすぎてしまい、熱を放出することができなくなってしまいます。

手足が冷えすぎると血管が収縮し、手と足からうまく熱を出せなくなってしまうのです。

ですから**冷え性の人は、手袋、くつ下などで、少し手足を温めてあげることが睡眠の質を上げるコツ**です。

手袋やくつ下などで手足を温めてあげると血行が良くなり、そこから熱を放出しやすくなり、速やかに眠りに入ることができるようになるでしょう。

また、**湿度コントロール**も大事なポイントです。

眠くなるメカニズム

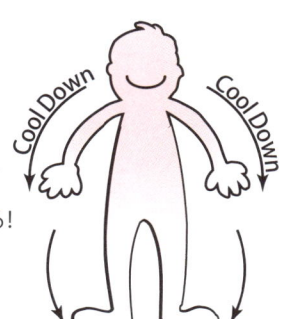

普通の人は…

温度の高い血液が手足で冷やされ、
冷たくなった血液が全身に回る！
そうすると、体温が下がって眠くなる！

冷え性の人は…

手足が冷えすぎて血管が収縮し、
手足からうまく熱を出せない！
その場合は手袋、くつ下などで
手足を温めるといい！

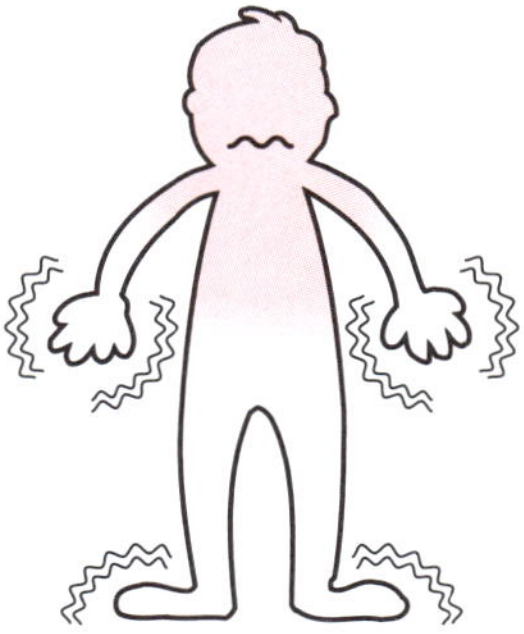

眠るために、手足に熱い血液が流れ込むと、皮膚に汗をかきます。気化熱といって、汗が水蒸気になることで皮膚の体温を奪い、体の温度を下げます。

ですが、湿気が多いと、この一連の流れがうまくいきません。夏場やジメジメした湿気の多い季節に眠りづらいのは、このためです。

湿気が多いと、皮膚の汗がいつまでたっても乾かないため、手足の温度が下がらず、効率的に体温を下げることができなくなってしまいます。

ですから、**部屋をドライに保つ**ことが、快適に眠るためには欠かせません。

最近のエアコンは、温度管理とともに、湿度も管理できるようになっていますので、室内の温度だけでなく、湿度にも気を配り、快適に眠るための環境を整えるように心がけましょう。

夏はエアコンで室内を27～29℃に保ち
湿度をコントロールする！
冷え性の人は手袋、くつ下を使おう！

6 快適な睡眠環境を作る方法②

34ページで説明したとおり、夜は室内光程度の光であっても、体内時計には少なからず影響があります。

またメラトニンの分泌も抑制されてしまうため、夜間はできるだけ強い光を浴びないように心がけることが大切です。

私は夜9時を過ぎたら、**部屋の照明をすべて間接照明に切り替える**ようにしています。

また、**テレビやパソコンの画面も通常より照度を下げ、暗くする**ようにしています。

夜の9時以降にテレビを見たり、パソコンの画面を見たり、コンビニなどに行って強い光を浴びることは、良い睡眠にとって妨げになるため、できるだけ避けるべきでしょう。

ですが、夜9時以降にテレビを見たり、パソコンを使ったりできないというのでは、現代人の生活はかなり窮屈なものになってしまいます。

そこで工夫していただきたいのが、**部屋の照明を間接照明にしてもらう**ことです。

天井の蛍光灯を消して、スタンドの光を壁に当てるだけであればお金はかかりませんし、誰でも今すぐ簡単に実行することができます。

できるだけ強い光を避け、メラトニンをスムーズに分泌させる環境を整えることが、心地よく眠るために大切です。

間接照明にすることは、そのためにできる簡単なテクニックですので、ぜひ習慣の中に取り入れてみてください。

夜は間接照明にして
室内の照度を下げる！

7 仮眠をとって、仕事の能率を上げる！

過酷な経済環境の中で戦っているビジネスパーソンは、ストレス、働きすぎ、夜のお付き合いなどのあらゆる理由で、どうしても睡眠が不足しがちです。食後や仕事中などに**「眠いな…」**と感じることがあるでしょう。

そういった時は、**思い切って寝てしまうのが効果的**です。

前作『４時間半熟睡法』でも少し触れましたが、スリーマイル島やチェルノブイリの原発事故、スペースシャトル・チャレンジャーの爆発事故など、**最近の産業事故の多くは「睡眠不足」から起きている**という報告がアメリカでされています。

産業事故全体は減少傾向にありますが、このような重大事故は増加の一途をたどっています。

つまり、**睡眠不足による仕事のミスが、致命的な結果を招くケースが増えているのです。**

こうした状況を避け、仕事の効率を上げるために効果的なのが**仮眠**です。

ちなみに効果的な仮眠は、**15分が目安**です。

15分間、目をつぶって楽にしているのと、寝てしまうのとで、その後の疲労感や眠気などをチェックした実験では、寝てしまった方が疲労感が回復し、眠気が解消されるというデータが出ています。

一度深い睡眠に入ると、なかなか起きられなくなってしまいますし、脳の機能が復活するまでに、ある程度の時間がかかります。

これを避けるために効果的なのが、15分の仮眠なのです。

仮眠は1日に何回とってもいいので、ぜひ日々の習慣に取り入れてみてください。

仕事の能率をアップさせるため15分の仮眠をとる習慣を持つ！

8 「コーヒー」「たばこ」「お酒」をうまく活用する！

現代社会はストレスに満ちています。

こうした社会においては、ストレス解消のために**「コーヒー」「たばこ」「お酒」**といった嗜好品《しこうひん》の存在が欠かせません。

不規則な生活をして体内時計が崩れたり、ストレスがかかったりすると、これらの摂取量が増えるというデータもあります。

ですが、こういった嗜好品は、一方で質の良い睡眠の妨げにもなります。

だからといって、私は「コーヒー」「たばこ」「お酒」をやめる必要があるとは考えていません。

これらの嗜好品を使いたいのであれば、**それぞれの特性を知り、その摂取方法を工夫すればいい**のです。

ちなみにコーヒーの「カフェイン」、たばこの「ニコチン」はともに覚醒作用があり、質の良い睡眠にとっては妨げになります。

ですから私は、**コーヒーは午前中だけ、たばこは基本的に夕食以降は控える**ように指導しています。

またお酒ですが、これも基本的に、睡眠にとっては良くありません。

お酒を飲むと寝つきが良くなるため「寝られないからお酒を飲む」という人もいますが、実は睡眠の質は落ちています。

もしもお酒を飲みたいのであれば、**寝る3時間前までが限度**でしょう。

あなたにも経験があると思いますが、アルコールには高くなった体温をグッと下げる作用があるため、飲んだ直後にかなり眠くなりますが、眠ったとしてもすぐに目が覚めてしまうでしょう。
その秘密は**「アルデヒド」**にあります。

アルコールは摂取してから3時間ほどたつと、アルデヒドという毒に変わり、交感神経を刺激して、体温や心拍数を上げます。

人間は交感神経と副交感神経がアクセルとブレーキのようになっていて、起きている時は交感神経、寝ている時は副交感神経がそれぞれ優位になりますが、アルデヒドは寝ている間に交感神経を刺激してしまいます。

お酒を飲むと、ものすごく寝つきがいいかわりに、すぐに目が覚めてしまうというのは、寝ている間にアルコールが分解されてアルデヒドになり、**交感神経を刺激してしまう**からなのです。

ですから夜にお酒を飲む場合は、一時的に眠くなったとしても、そこでいったん我慢をしましょう。

3時間ほど待って、アルデヒドが分解される頃に眠れば、寝ている間に交感神

経を刺激されることはありません。

寝ている間に交感神経が刺激されて、途中で目が覚めてしまうことがなくなれば、お酒を飲んだとしても心地よい睡眠をとることができるはずです。

睡眠の妨げになる「コーヒー」「たばこ」「お酒」の摂取は、その方法を工夫するようにしましょう。

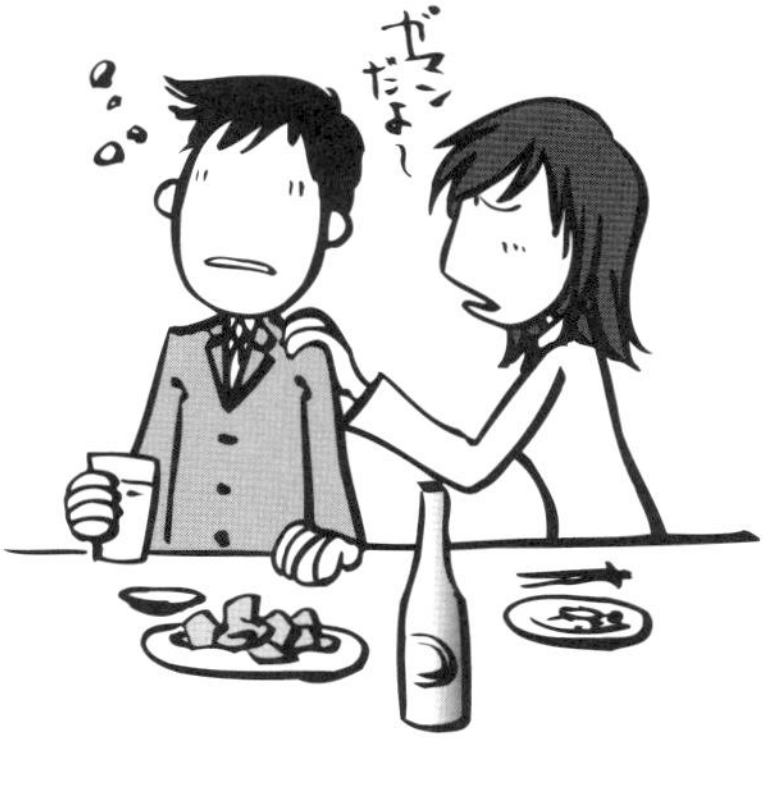

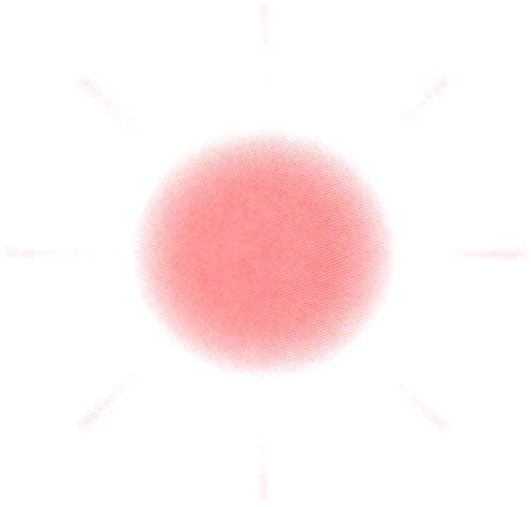

コーヒーは午前中、たばこは夕食まで、
飲酒は寝る3時間前までにしよう！

マスコミ、学歴、インターネット、人間関係、経済、政治、病院…など、何も信じることができなくなった時代だから、

自分を磨き続けよう!

あらゆる価値観が崩壊していく時代

この小さな冊子を手にとっていただき、ありがとうございます。実はいま、あなたのまわりでは、とてつもない変化が起きていることにお気づきでしょうか？　**インターネットの発達による多量の情報、世界のグローバル化**といったことを要因に、「これさえあれば、一生安心だ」というものがなくなってしまったのです。一昔前であれば、**「学歴」**や**「大企業」**というものが絶対的な価値を持っていましたが、今や学歴があっても無職、大企業でも倒産する時代になっています。しかも、経済格差が広がっており、**上位20%に入らなければ「結婚できない」「子供にまともな教育を与えられない」**というのが現実です。

八百屋でさえ全世界との競争に

決しておどすわけではありませんが、現代社会はかなり厳しい時代に入っていることは確かです。**インターネットの発達により、すべてのことが瞬時に検索され、比較されます。**

次ページへ

つまり、「究極の競争社会」に入ったのです。近所の八百屋で買っていた野菜でさえ、検索されインターネットで買う人が増えているのです。八百屋でさえ、全世界との競争にさらされているのです。つまり、あなたの仕事も安く人を雇える中国に移ってしまう可能性があるのです。

「では、この時代において、あなたが上位20％に入るにはどうすればいいでしょうか？」

学校で学んだことは役に立たない！

人類史上最速で情報が増え続ける現代において、1年前にやった勉強は役に立ちません。つまり、あなたが学校でやった勉強というのは、もはや役に立たないのです。たとえば、儲かるビジネスを新しく作っても、その情報は瞬時に広まり、多くの人が同じビジネスを開始し、あっという間に儲からなくなってしまいます。

昔だったら数年は儲けることができたものが、いまは数ヶ月単位になっているのです。ということは、**「あなたは新たなことを学び続けるしかない」**のです。

「本物の情報」だけを仕入れてください！

人は、何を学べばいいのか？　これだけ情報が氾濫する時代です。「どの情報を信じればいいか」わからないのは当然でしょう。そこで、私たちフォレスト出版は考えました。読者の皆様に、**「本物の情報」だけを提供できるように、書籍だけでなく、CD教材、DVD教材、セミナー…など、あらゆる方法で、「楽しく学べる場」を提供しています。**その分野では超一流の先生たちの情報は間違いなく「本物の情報」です。教材やセミナーで、書籍ではできない学びを体験してみてください。とくに、セミナーでは「本物の人脈」が作れるようになっています！

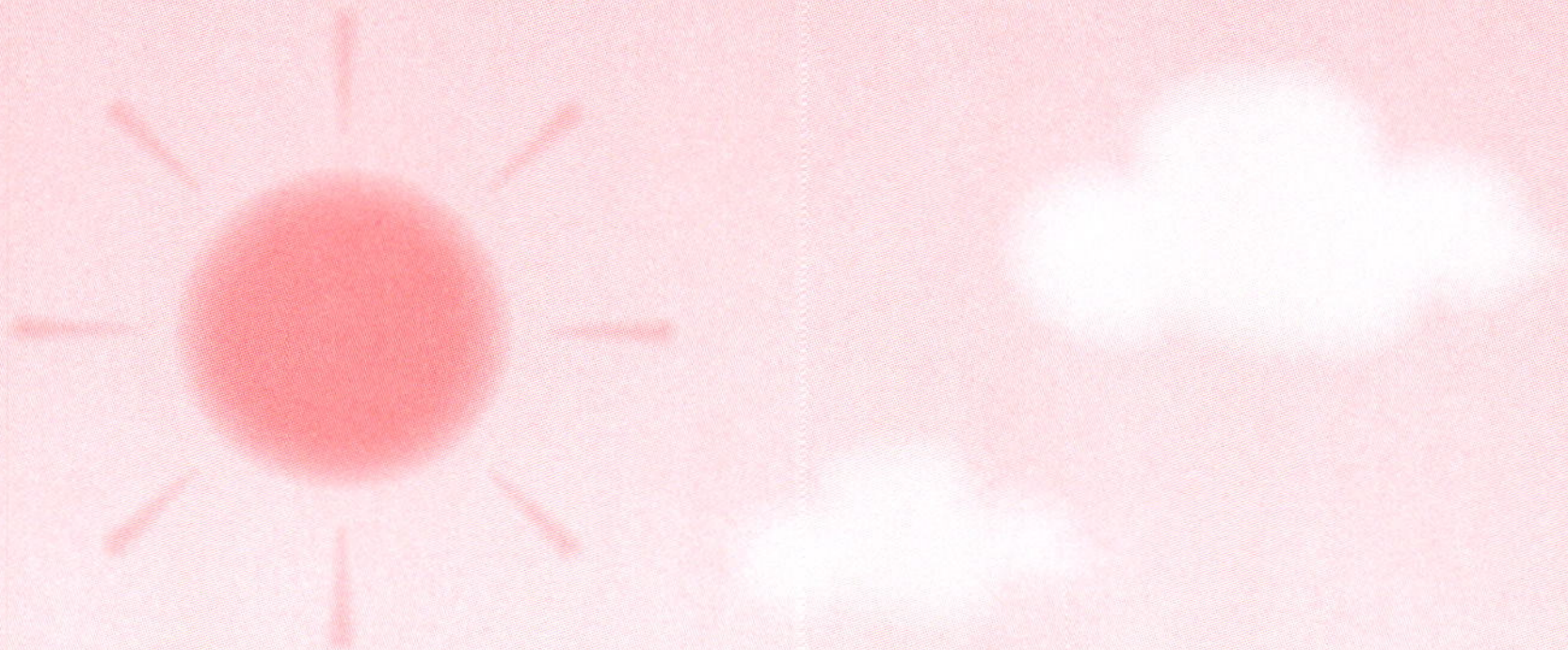

3章 スッキリとした目覚めに役立つ「快眠グッズ」

1★ 睡眠の質をレポートしてもらえる「スリープサインホーム」

睡眠の質を高めるためには、まずは自分の睡眠の質を知ること。

これがスタートラインです。

例えば「寝てもなかなか疲れがとれない…」といった悩みを持つ方は、自分の睡眠パターンを知らなければなりません。

そのために開発された睡眠計測サービスが**「スリープサインホーム」**です。

「スリープサインホーム」は前作『4時間半熟睡法』でご紹介した**「ライフコーダ」**をレンタルで借りて2週間後に返却し、その結果をレポートしてもらうサービスです。

「ライフコーダ」について簡単にご紹介すると、これはもともと糖尿病患者の運動状況を管理するもので**「歩数」「消費カロリー」などが計測できる機械**です。「スリープサインホーム」はこの「ライフコーダ」を2週間使って活動量を計測し、各自の睡眠のパターンを割り出します。

この行動計を使って活動量を計測すると「何時に眠りに入ったのか」「何時に起きたのか」「いい睡眠をとっているのか」などが瞬時に分かるようになっています。

例えば睡眠の質が悪い人は、夜中の寝ている時間も頻繁に寝返りを打っていますが、「ライフコーダ」を使うと、それが一目で分かるのです。

116ページを見てください。

これは「ライフコーダ」を使って調べた活動量と、そのレポートの例です。

レポートは**「ライフコーダ」のデータから睡眠パターンを分析し、その対策について具体的なアドバイスを行うしくみ**になっています。

このサービスを利用すれば、自分の睡眠パターンを知り、改善につとめることが可能になるでしょう。

レポートの例

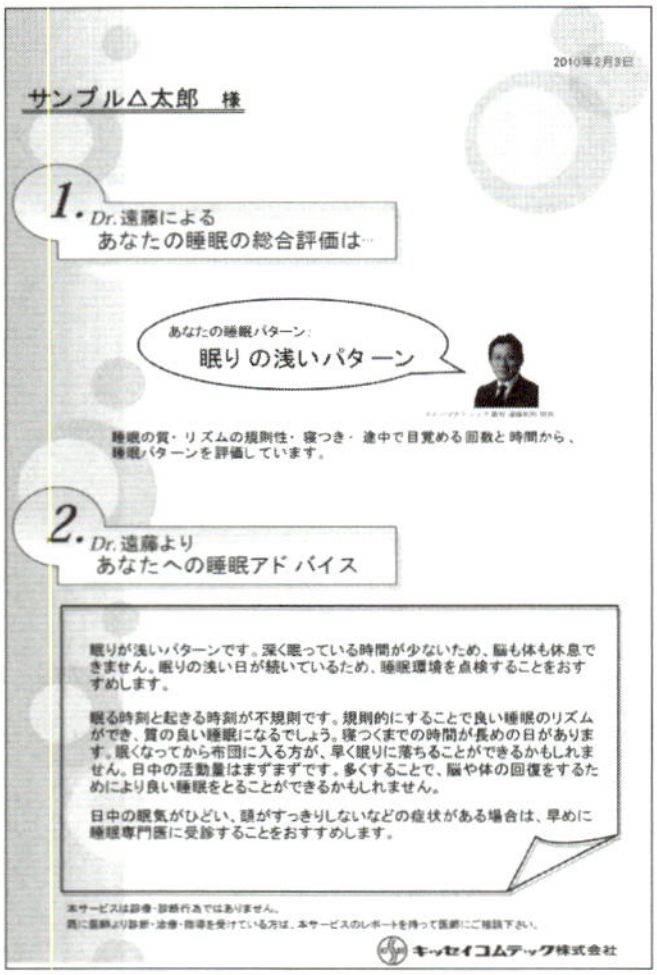
2010年2月3日
サンプル△太郎　様
1. Dr.遠藤による
あなたの睡眠の総合評価は…
あなたの睡眠パターン：
眠り の浅いパターン
睡眠の質・リズムの規則性・寝つき・途中で目覚める回数と時間から、睡眠パターンを評価しています。
2. Dr.遠藤より
あなたへの睡眠アドバイス
眠りが浅いパターンです。深く眠っている時間が少ないため、脳も体も休息できません。眠りの浅い日が続いているため、睡眠環境を点検することをおすすめします。

眠る時刻と起きる時刻が不規則です。規則的にすることで良い睡眠のリズムができ、質の良い睡眠になるでしょう。寝つくまでの時間が長めの日があります。眠くなってから布団に入る方が、早く眠りに落ちることができるかもしれません。日中の活動量はまずまずです。多くすることで、脳や体の回復をするためにより良い睡眠をとることができるかもしれません。

日中の眠気がひどい、頭がすっきりしないなどの症状がある場合は、早めに睡眠専門医に受診することをおすすめします。

キッセイコムテック株式会社

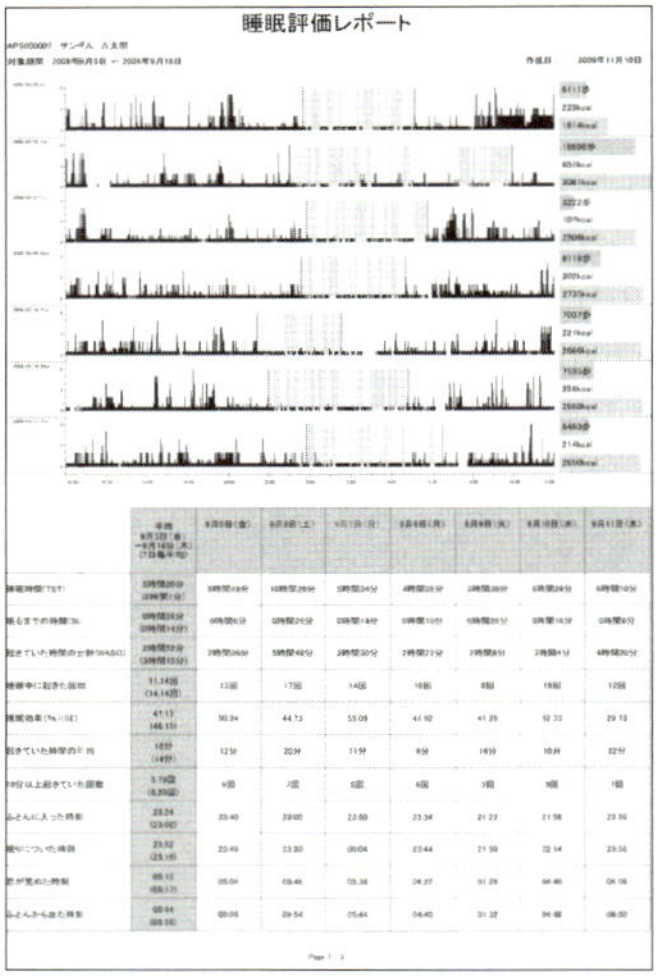
睡眠評価レポート

もしもあなたが睡眠の質を良くしたいと思うのであれば、まずはあなたの睡眠の質を知ることが大切です。

116ページの例は眠りが浅く、睡眠の質が悪いパターンですが、こうした場合は専門医に相談したり、マットレスを替えてみたりするなどの工夫が必要でしょう。

いずれにしても、**自分自身の睡眠の質を知ることが改善への第一歩**で、そのために使えるのが「スリープサインホーム」というシステムです。

もしよろしければ、ぜひ一度ご活用ください。

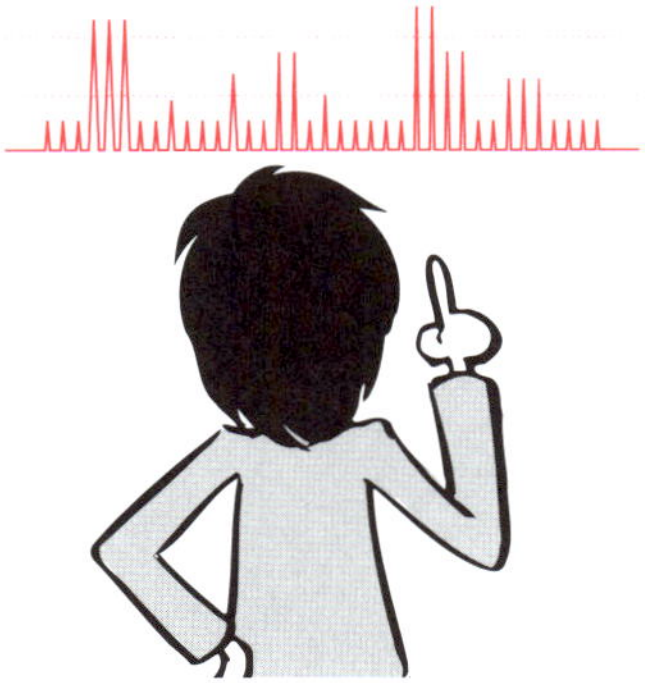

「スリープサインホーム」で まずは自分の睡眠パターンを知ろう！

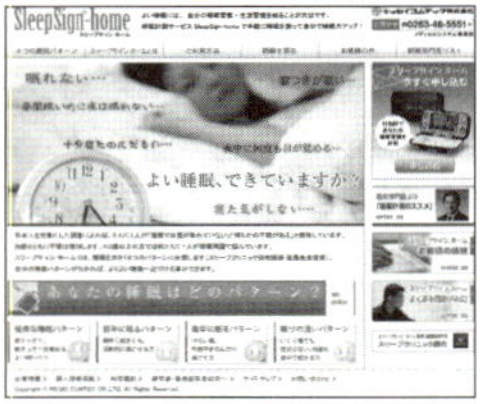

「スリープサインホーム」のお問い合わせは
キッセイコムテック株式会社まで。
〈TEL〉0263-48-5551

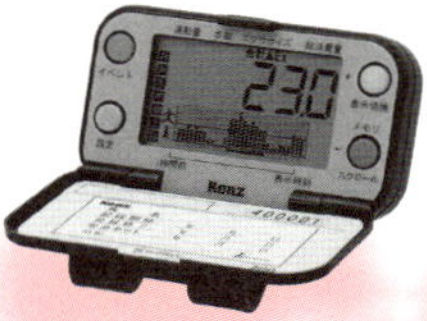

「ライフコーダ」のお問い合わせは
株式会社スズケン「けんこうコール」まで。
〈TEL〉0120-988-468

2 太陽の光の補助になる「ブライトライトME」

最近は技術が進歩していて、家庭用の人工照明装置でも、**太陽光に匹敵する5000ルクスの強い光を出せるもの**が売り出されています。

光に対する感受性が弱く、曇っている日や雨の日、また日照時間の短い冬などに、どうしても調子が悪くなってしまうという人は、この**人工照明装置の光を朝5時半の起床と同時に浴びる**といいでしょう。

この光の中で、少なくとも30分〜1時間過ごしてみてください。

光が体内時計調節の補助となり、体はだいぶ楽になるはずです。

120ページを見てください。

DSPS患者への光療法

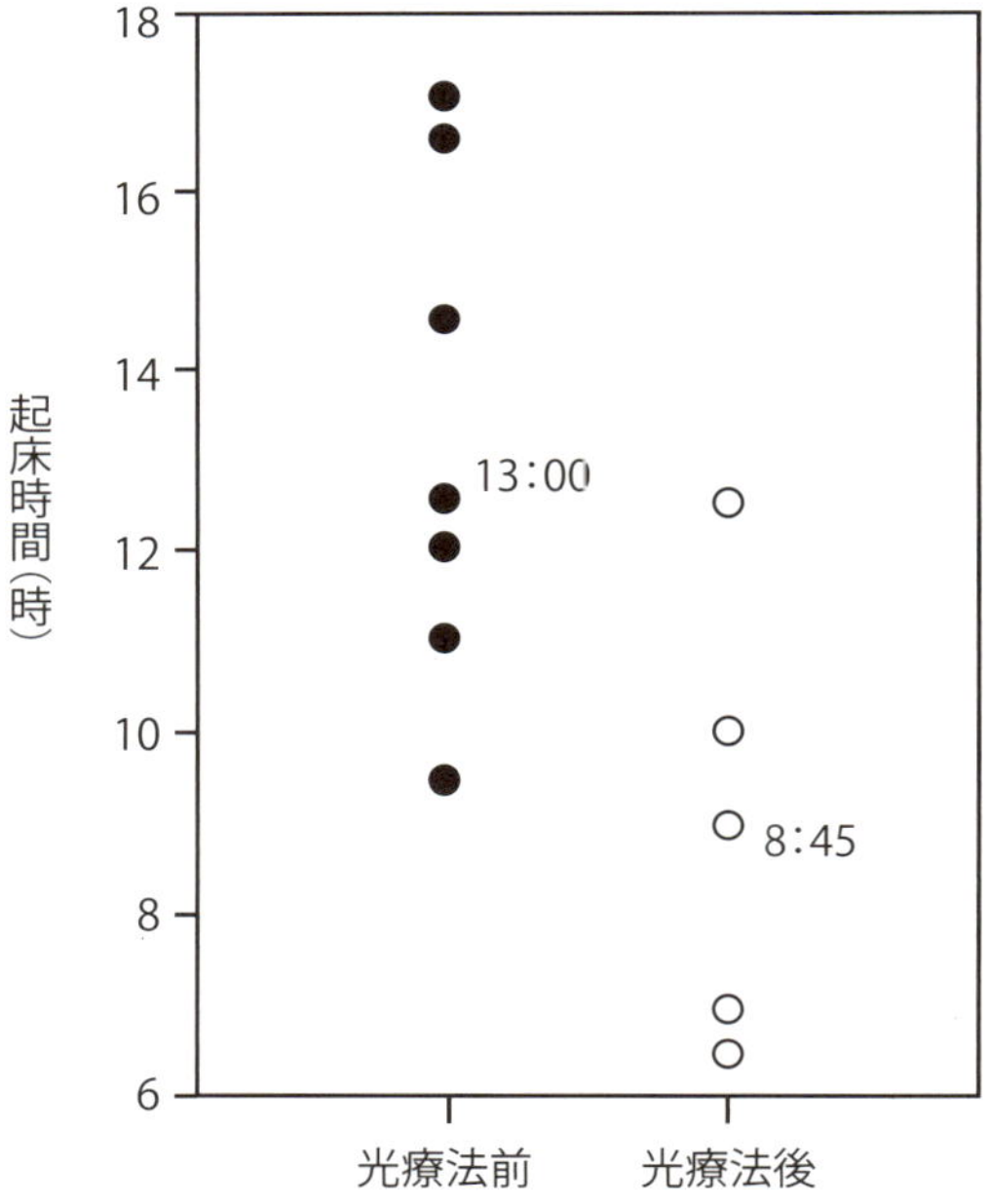

これは8人のDSPS（睡眠相遅延症候群）の患者に光療法を行い、起床時間がどのように変化したのかを調べた実験データです。

ちなみに点の数が8個に満たないのは、一部の人の起床時間が重なっているためです。

このデータを見て分かるように、実験前には17時に起きる人もいるほど、DSPSの患者の平均起床時間は遅れています。

ですが実験後、平均で13時に起きていた患者の起床時間は、平均で8時45分になり、かなり正常な状態に戻りました。

光療法が体内時計の調節に、いかに効果的であるかがお分かりいただけるでしょう。

さて、ここで疑問になるのが**「この人工照明装置を使えば、朝5時半よりももっと早く起きられるようになるのではないか？」**という点です。

実はこの人工照明装置は、うつなどの病気の人に対する実験データはあるものの、健康な人の体内時計の調節に使えるかどうかという日本における実験データは、今のところほとんどありません。
健康な人に対する光の実験を強いてあげるならば、**スペースシャトルの乗組員**に対するものが有名で、123ページはニューヨークタイムスに掲載された論文です。

実は、スペースシャトルの乗組員の勤務は**二交代制**になっています。
具体的にいうと、ＮＡＳＡの昼間の時間帯に働くチームと夜間に働くチームの2つに分かれて、それぞれ任務を遂行しています。

ご存じのとおり、スペースシャトルの打ち上げには莫大《ばくだい》な費用がかかるため「眠くて任務を遂行できませんでした…」というのでは話になりません。

ですから、ＮＡＳＡの夜間、つまり地球の夜間の時間に任務を行うチームのメンバーは、宇宙に飛びたつ前に、体内時計を完全に逆転させなければなりません。

そこで活躍するのが人工照明装置です。
宇宙に行っても任務に支障が出ないように、人工照明装置を使うことで、地球にいる間に体内時計を逆転させるのです。

Pulses of Light Give Astronauts New Rhythms

By ELISABETH ROSENTHAL

FOR two weeks before their scheduled launching last May, four crew members of the space shuttle Columbia used brute force to readjust their biological clocks so they could work the night shift. They willed themselves to stay up through the night, watching old movies to stave off slumber. By day, they took to their beds, tossing and turning, determined to sleep. They ate dinner at dawn and breakfast at night.

Although they had the right stuff, they felt awful.

"I didn't sleep well," said Ron Parise, a payload specialist. "I didn't eat well. I was exhausted."

So when a fuel leak pushed the mission back until fall, the astronauts decided to try different approach.

Just before the new launching date, Dr. Charles Czeisler, a Harvard expert on sleep disorders, reset the crew members' 24-hour biological clocks using a method that involves exposure to timed doses of bright light. Over three days, he shifted their sleep-wake cycles so that by the 1 A.M. launching they were night animals.

＜要約＞

スペースシャトルコロンビアの乗組員４人は宇宙での夜の勤務に備え、夜通し映画を見たりしながら、２週間かけて体内時計を調節しようとした。だが、朝眠ろうとしてもなかなか眠れず、食欲がなくなるなど、とてもひどい体験をした。

そして、彼らはオイル漏れで秋までシャトルの打ち上げが延期されたことで、別のアプローチを試みることにした。

発射予定日直前、睡眠障害のエキスパートであるハーバード大学のツァイスラー教授は、高照度光を使い宇宙飛行士の体内時計をリセットした。教授は、３日間で宇宙飛行士の睡眠時間帯を変化させ、発射時刻の午前1時までに彼らを夜に働くクルーに仕上げた。

（出典　New York Times: April 23, 1991）

結論として、このスペースシャトルの実験データからいえるのは、人工照明装置を使って朝5時半よりももっと早く起きることは可能だということです。

ですが、そうすることで、脳や体にどういった影響が出るのかという詳しい実験データは、今のところありません。

人工照明装置は下手な使い方をすると睡眠障害などを引き起こしかねないため、使用方法にはやはり注意が必要です。

今のところは**自然な太陽光を利用して朝5時半起きを実践し、人工照明装置はあくまで補助にするのがベスト**でしょう。

ですが、人工照明装置を使った実験は、今後かなり進むはずです。

スペースシャトルの実験をみても分かるように、例えば仕事の関係で毎日コンスタントに5時に起きなければならない人や、一時的に4時半に起きる必要があるといったビジネスパーソンなどに活用される将来性は十分にあります。

この実験については新しい情報が出次第、また書籍などでお伝えしていきたいと思います。

太陽の光の補助として人工照明装置を使ってみる！

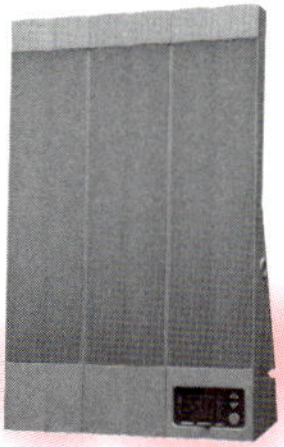

「ブライトライト ME」のお問い合わせは
株式会社プライムジェイまで。
〈TEL〉047-315-7174

3★ テレビの代わりに使える「ライトスリーパー」

世の中には**「光がないと眠れない」**という人たちがいます。

そういった人たちがどうするのかというと、たいていはテレビをつけながら寝ています。

あなたにも心当たりはないでしょうか？


こういった人たちは単なる動きのない光だと何となく寂しさを感じてしまうため、動きがあるテレビの映像を見ながら寝るのですが、これは質の良い睡眠にとって、あまり好ましくありません。

場合によっては、テレビの光で、逆に目覚めてしまうこともあるでしょう。

こうした方に使っていただきたいのが**「ライトスリーパー」**です。

これはどういうものかというと、スポットライトを天井に当てて、そのライトを回転させるしくみになっています。

ですから、これを使った人は**天井をぐるぐる回る光を見ながら眠りに入っていく**ことになります。

まさに、動く光がないと落ち着いて眠れないという方にはうってつけの機械といえるでしょう。

128ページは「ライトスリーパー」を使った実験データです。

まず1分間テレビを見てもらい、テレビをつけっぱなしにして眠くなったら寝てもらうという実験をしたところ、眠りに入るまでは約6分間かかりました。

これに対して「ライトスリーパー」を使って1分間ライトがくるくる回るのを見てもらい寝てもらったところ、眠りに入るまでの時間は約5分間でした。

テレビをつけた場合よりも約1分間、**眠りに入るまでの時間が短縮**されたことになります。

「ライトスリーパー」の実験データ

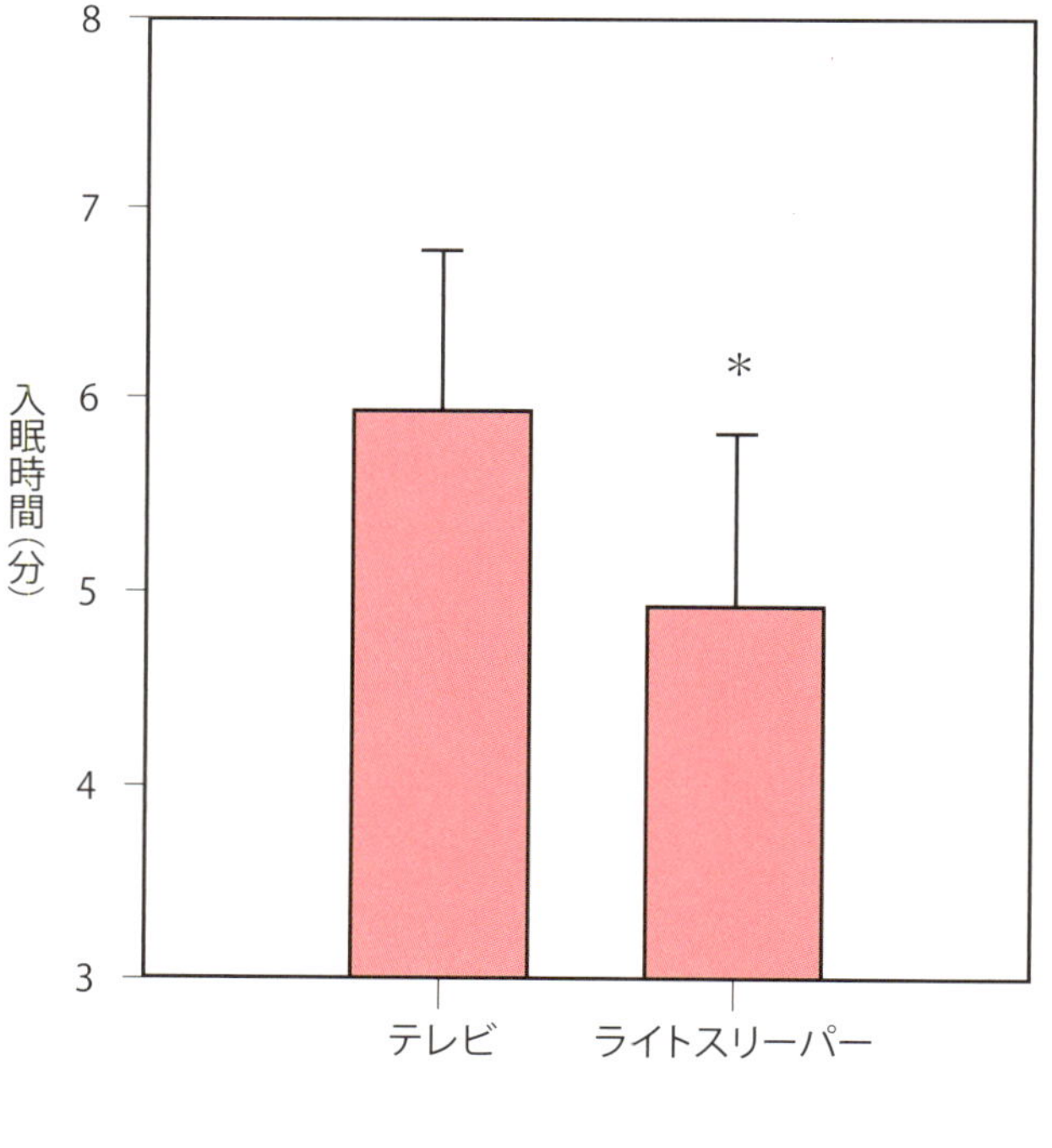

本来、睡眠にとってベストなのは、音も光もにおいも皮膚感覚もない、いわば刺激がまったくない状態です。

ですが、前作『4時間半熟睡法』にも書いたとおり、**ちょっとした刺激がないと不安になってしまう人**がいます。

例えば不眠症気味の人は、何の刺激もないと、その日にあった嫌な記憶などを思い出したりして、眠れなくなってしまったりします。

そういう場合は、多少の刺激を与えると、睡眠の質が良くなる傾向があります。

そういった人は寝る時に多少の光を使うといいでしょう。

ですが、テレビの光は少し刺激が強すぎます。

そこで活躍するのが「ライトスリーパー」です。

ライトスリーパーの光はテレビよりも刺激が少なく、眠りに入るまでの時間を効果的に減らしてくれます。

10分後に消えるなどの設定ができるので、ぜひ使ってみてください。

テレビをつけながらでないと
眠れない人は「ライトスリーパー」を
使ってみよう！

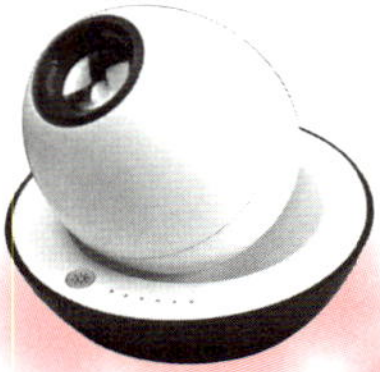

「ライトスリーパー」のお問い合わせは
株式会社ユニークプロダクツまで。
〈TEL〉03-3815-0757

4 最先端の「快眠マットレス」

マットレスは人によって、合うマットレス、合わないマットレスがあります。

ですから、ここでは最新の研究に基づくものをいくつかご紹介しましょう。


1つ目は**「トゥルースリーパー」**です。

このマットレスは低反発ウレタン材を使い、体圧を分散させることで、肩、背中、おしりなどにかかる負担が緩和されるようになっています。

そのため、豆腐の中に埋もれるような感覚があり、**動きたくても動けなくなるのが特徴**です。


睡眠の質が悪くなる原因として、頻繁な寝返りがありますが、このマットレスは、その**寝返りを少なくする効果**があります。

133ページの図を見てください。

他のマットレスを使った時よりも、寝返りの数がかなり減っています。

また、体が埋まってマットレスに包まれるためかなり暖かく、**体温が低い人にも効果的**です。

寝相が悪い方や冷え性の方、高齢者などに、オススメしたいマットレスです。

２つ目は**「アルファプラ」**です。

これはトップアスリートも使用するスポーツシューズの衝撃吸収ゲルメーカーが作ったマットレスで、これは1つ目に紹介した「トゥルースリーパー」とは違い、寝返りの数は変わりません。

ですが、スムーズな寝返りを打つことができるため、寝返りの時に生じる覚醒時間を短くすることができるマットレスで、特に**運動選手や若い方など、比較的体温が高く、寝返りが多い方にオススメ**です。

「トゥルースリーパー」の実験データ

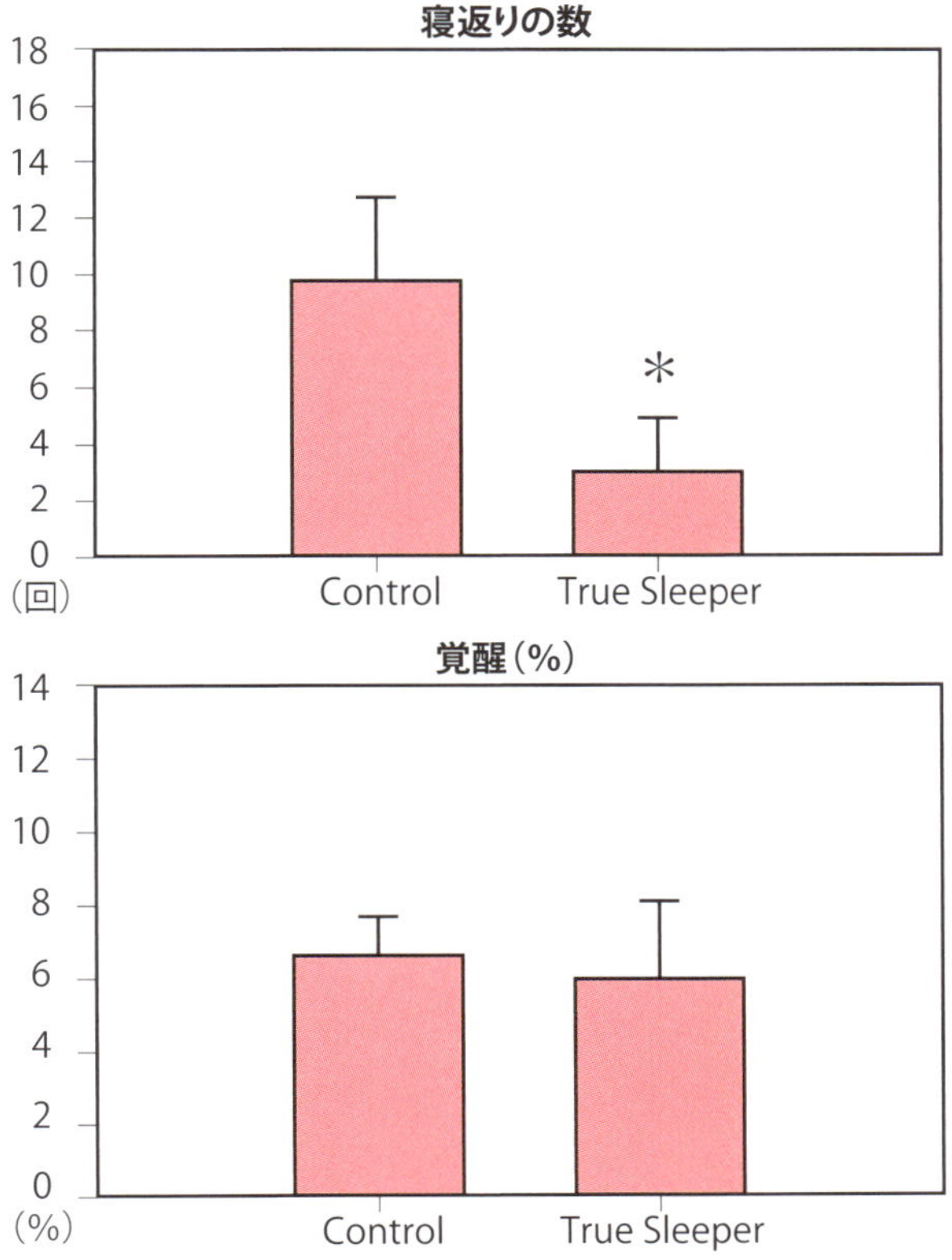

135ページの図を見てください。

このマットレスを使うと寝返りの数は他のマットレスと変わらないものの、**寝返りの時に目覚めている時間（中途覚醒）**は23分から15分になり、**約8分間短縮**されています。


人間が寝返りを打つ原理を簡単に説明すると、人間は仰向けに寝ていると、血液が低いところにたまりやすいため、背中や腰の血流が悪くなってきます。よどんだ血液が固まると心筋梗塞《こうそく》などを引き起こすため、それを避けるために、人間は無意識に寝返りを打ちます。

ですから、一晩に5、6回の寝返りを打つのは自然なことです。

この**寝返りがうまくいかなかったり、数が多すぎると、睡眠の質が悪くなります。**

体温の高い子供や運動選手は寝返りをしづらいマットレスを使うと、体とマットレスが長時間密着して体に熱がたまって、かえって睡眠が悪くなってしまいます。

「アルファプラ」の実験データ

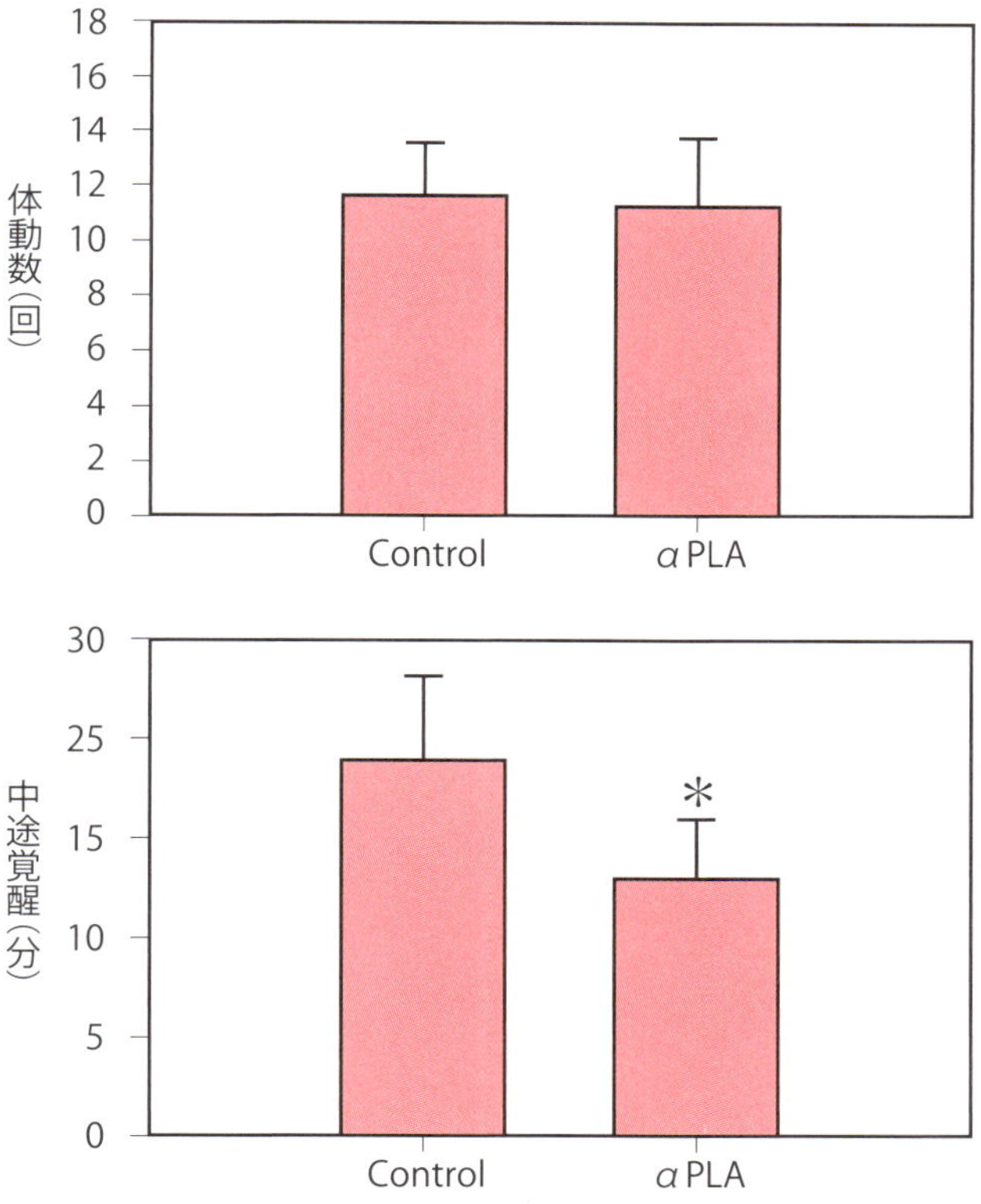

「アルファプラ」は特に運動選手や寝たきりの高齢者用に作られていますが、どういう構造をしているのかというと、特殊加工しているシリコーンゲルの板がマットレスの中に入っていて、その板を支点にしてクルクル寝返りができるようになっています。

そのため、**スムーズな寝返りが打てます**。

人間の体はそもそも寝返りを打つのにかなりのエネルギーを使う構造になっていますが「アルファプラ」はムダなエネルギーをなくし、結果として睡眠の質が良くなるのです。

3つ目は「**NEW‐MING**」といって、これは使用した人を強制的に寝させてしまうマットレスです。

137ページの図を見てください。

不眠症患者に使ったところ、普段、寝つくまでに平均22分かかるところが15分で寝つくようになっていますし、睡眠効率も4％上がっています。

「New- Ming」の実験データ

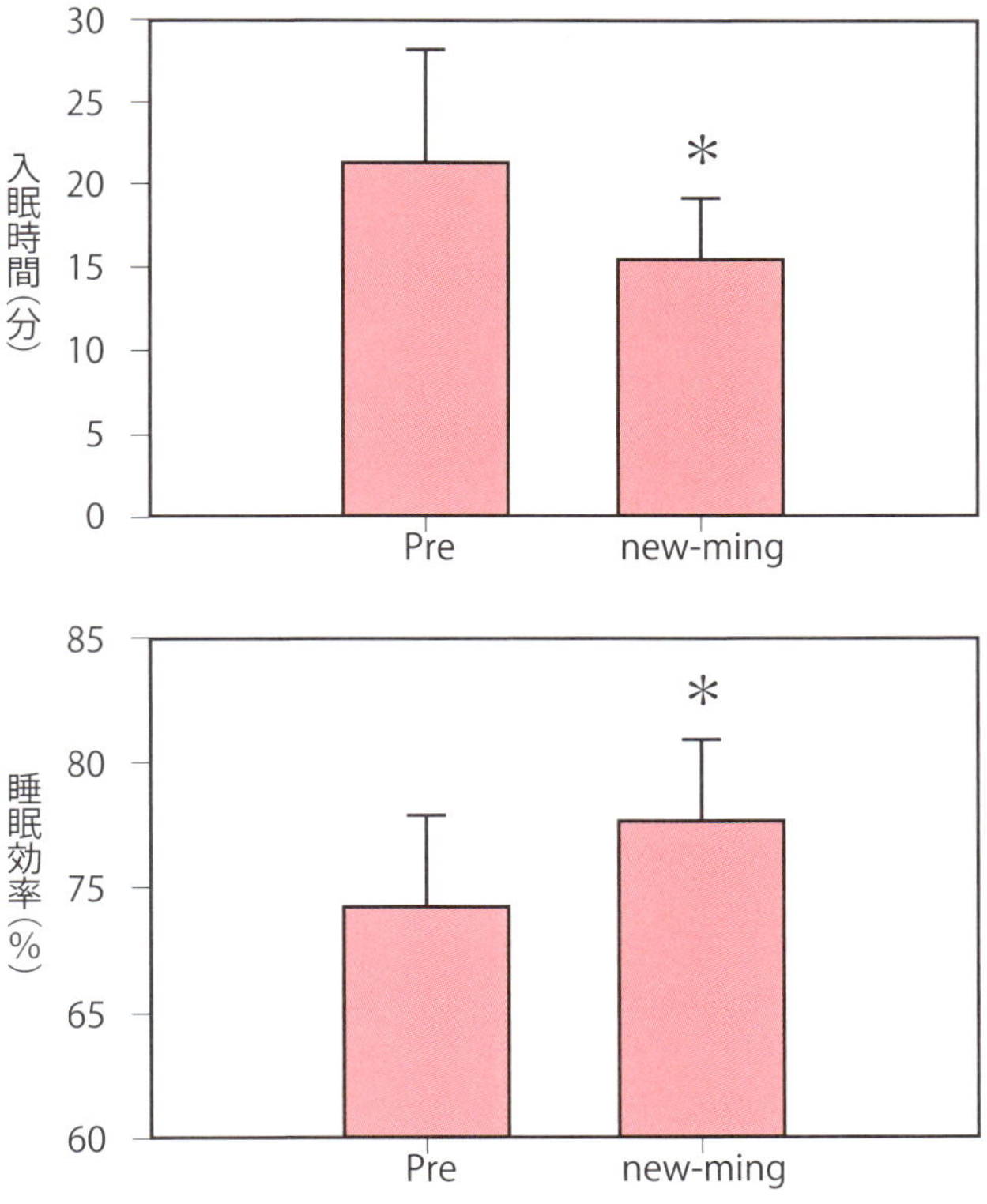

睡眠効率は「床に入っている時間」と「睡眠時間」の比率で、例えば床に10時間入っているうち、9時間寝ていたとしたら、睡眠効率は90％になります。

あらゆる面で、睡眠が改善されていることがお分かりになるでしょう。

「NEW - MING」がどういう構造になっているのかというと、これはいわゆる**振動マットレス**です。

例えば、**あなたは普通に座っている場合と、通勤電車で座っている場合と、どちらが眠くなりますか？**

あなたは、通勤電車やマッサージチェアなどに座っていて、ついうっかり眠ってしまったことはありませんか？

実は、**人間はある程度の振動を与えると眠くなります。**

不思議なことにまくらを振動させると寝つきが悪くなりますが、マットレスを振動させると寝つきが良くなります。

残念ながら、そのメカニズムはまだ解明されていませんが、実験結果では「NEW-MING」を使うと眠りの質が良くなることが分かっています。**「不眠症」の方など、寝つきの悪い方には、特にオススメのマットレス**だといえるでしょう。

以上ご紹介したマットレスは、いずれも私が実験し、効果を確かめたものばかりなので、睡眠の質が悪いなと感じている人は、それぞれの症状に合わせて、ぜひ試してみてください。

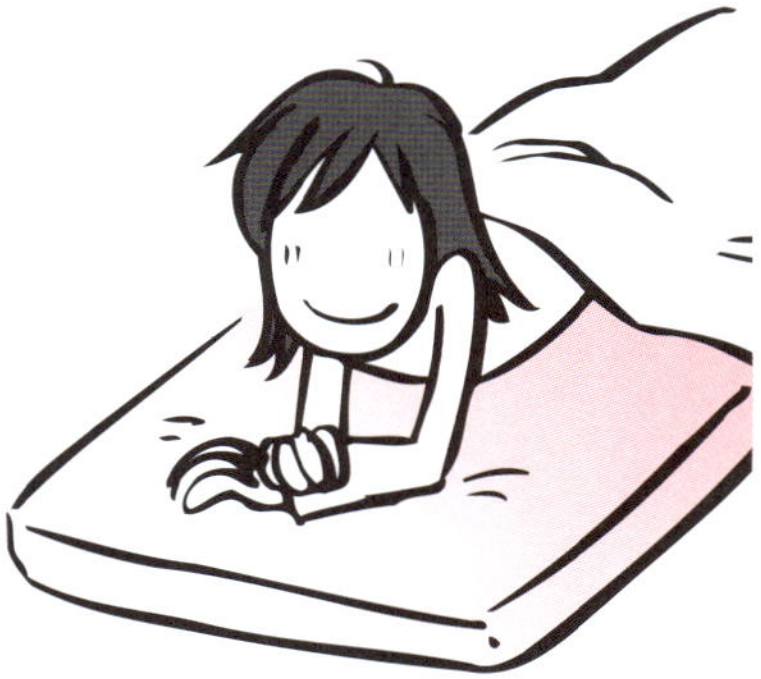

自分に合ったマットレスを使ってみよう！

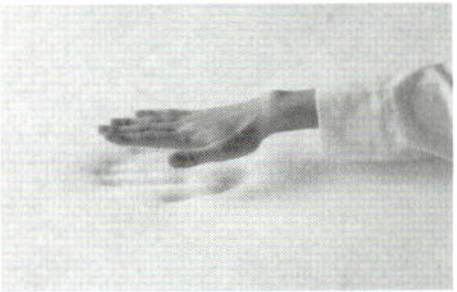

「トゥルースリーパー」のお問い合わせは
「ショップジャパン」受付センターまで。
〈TEL〉0120-549-096

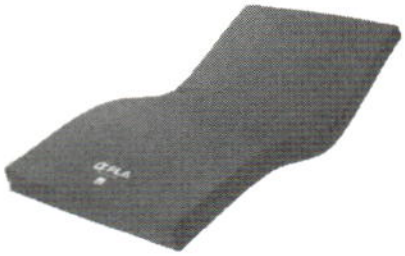

「アルファプラ」のお問い合わせは
株式会社タイカまで。
〈TEL〉0120-152-047

「New-Ming」のお問い合わせは
東洋羽毛工業株式会社まで。
〈TEL〉0120-925-505

5★ 朝スッキリ起きられる目覚まし腕時計「スリープトラッカー」

朝スッキリ起きるために、ぜひ試していただきたいのが「スリープトラッカー」で、これは人が**かすかに目覚めているところを認知して、その時間帯に起こしてくれる、腕時計型の目覚まし時計**です。

この時計のしくみを簡単に説明すると、例えば午前6時20分から午前6時40分という起床時間を設定すると、その時間の中で浅い睡眠になっているタイミングを感知して、アラームを鳴らすしくみになっています。

なぜスッキリ起きられるのかというと、それは**比較的眠りの浅い時に起こしてくれる**からです。

142ページの図を見てください。

「スリープトラッカー」の実験データ

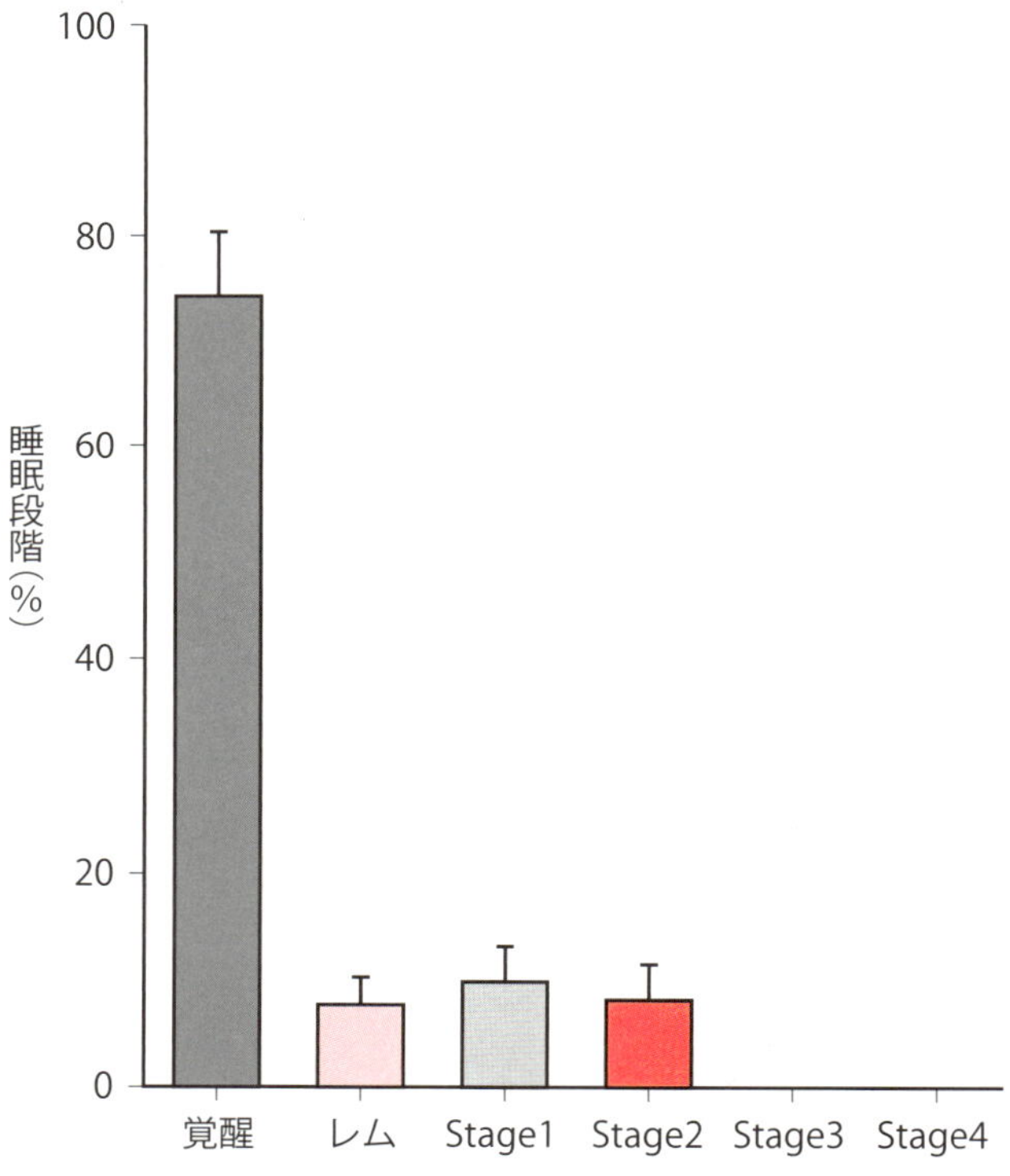

61ページの図を改めて見てもらえば分かりますが、人間の睡眠のステージは深さによって1～4のステージに分かれています。

ちなみにこの目覚まし時計を使った実験では、ほぼ起きている時にアラームが鳴る確率が約70％、レム睡眠時、ステージ1、ステージ2にアラームが鳴る確率がそれぞれ10％ずつというデータが出ました。

これは、この目覚まし時計の性能を示す実験データだといえるでしょう。

「朝に弱い…」「スッキリ目覚めたい」という方にはオススメの目覚まし時計なので、ぜひ使ってみてください。

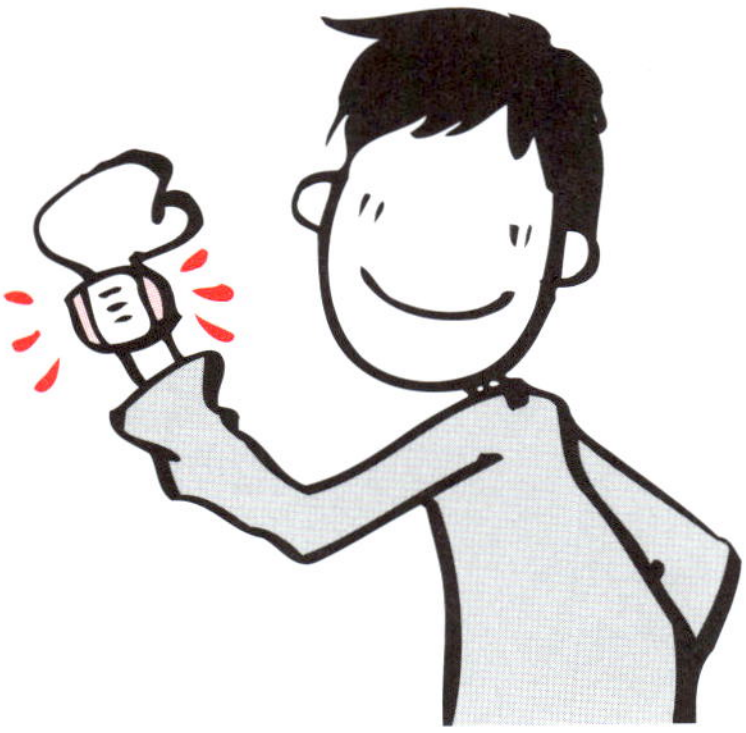

朝スッキリ起きたい人は最新式の
「目覚まし時計」を使ってみよう！

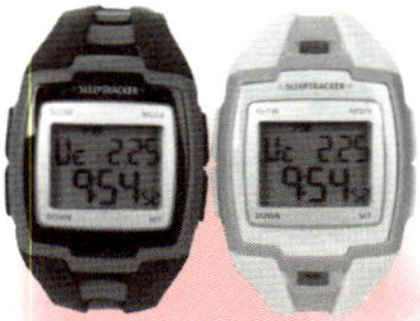

「スリープトラッカー」のお問い合わせは
ウェザリー・ジャパン株式会社「スリープトラッカー」
お客様係まで。
〈TEL〉0120-77-2240

6 質の良い眠りとダイエットに効く「カプシエイト」

最後にご紹介するのはサプリメントです。

91ページで説明しましたが、人間は体温がグッと下がる時に眠くなります。

唐辛子の主成分である**「カプサイシン」**には、一時的に体温をグッと上げて、その後、体温をグッと下げるため、**速やかに眠りたい方には効果的**だといえるでしょう。

カプサイシンは体温をコントロールして、良い睡眠をとらせるためにとても効果的なのですが、辛いものが苦手な人は、あまり摂取することができません。

この難点を補うものとしてオススメなのが**「カプシエイト」**です。

これは「カプサイシン」の類縁体で、**唐辛子の10倍くらい体温を上げる作用がありますが、辛くないという代物**で、サプリメントが商品化されています。

147ページの図を見てください。

これは「カプシエイト」を摂取した人の体温の変化を調べたグラフです。

摂取後、約2時間かけて体温がグッと上がっていますが、その後、約3時間かけて体温が下がってきます。

人間は急激に体温が下がる時に眠くなるため、**就寝2〜3時間くらい前に摂取すると、睡眠の質はかなり良くなる**でしょう。

「カプシエイト」には睡眠効果に加えて、代謝が上がるため、**ダイエット効果**もあります。

睡眠の質を上げたい方はもちろんのこと、ダイエットをしたいという方も、ぜひ試してみてください。

「カプシエイト」の実験データ

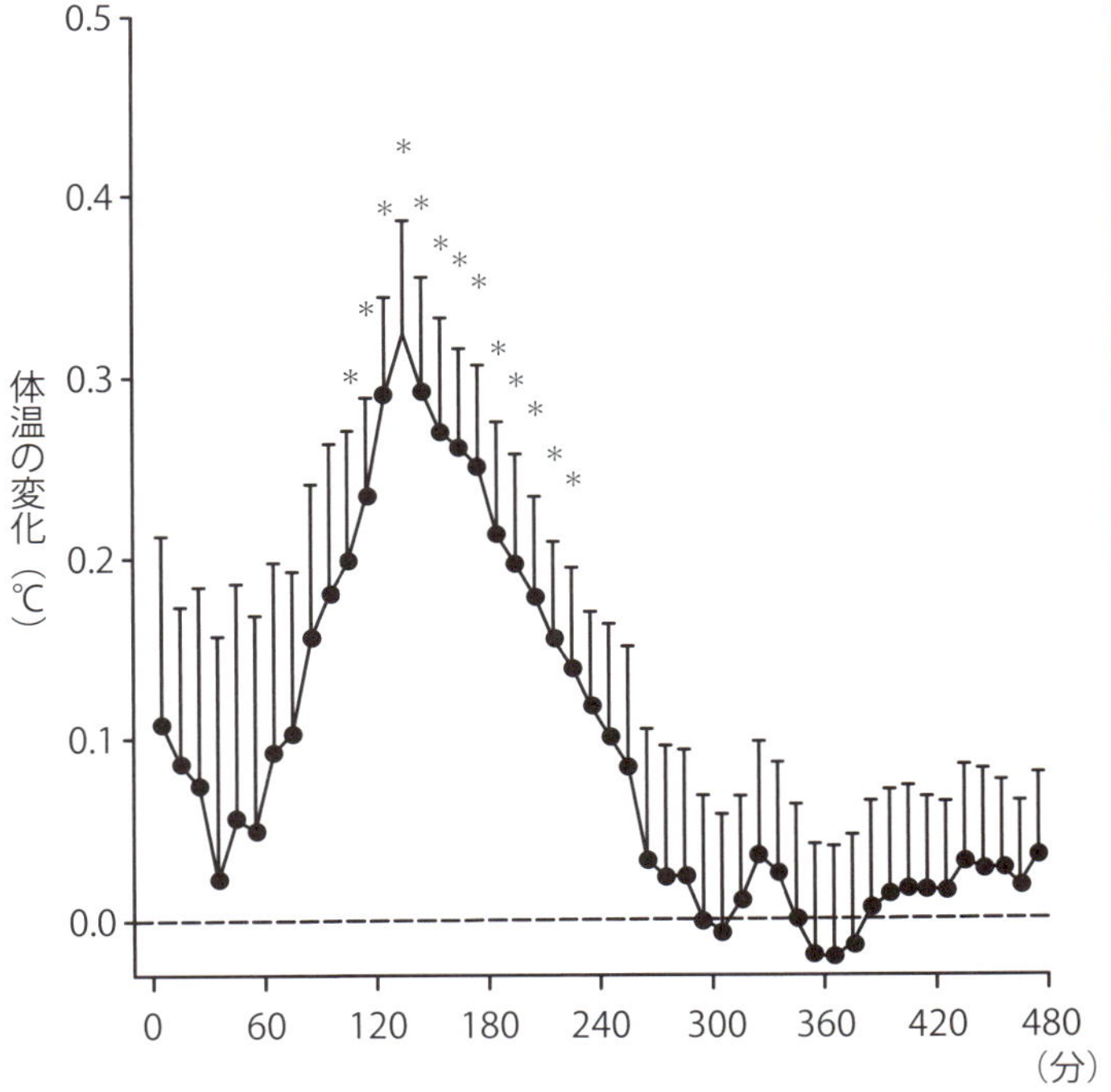

快眠効果、ダイエット効果のある
サプリメントとして「カプシエイト」を
使ってみよう！

商品例

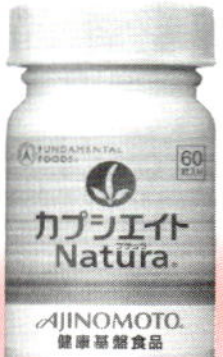

「カプシエイト　ナチュラ」のお問い合わせは
味の素ＫＫ健康基盤食品お客様係まで。
〈TEL〉0120-324-324

<著者プロフィール>
遠藤拓郎（えんどう・たくろう）

医学博士。睡眠医療認定医、精神保健指定医。

東京慈恵会医科大学卒業、同大学院医学研究科修了、スタンフォード大学、チューリッヒ大学、カリフォルニア大学サンディエゴ校へ留学。

東京慈恵会医科大学助手、北海道大学医学部講師を経て、2005年にスリープクリニック調布、2007年にスリープクリニック銀座、2009年にスリープクリニック青山を開院、現在調布院長。

祖父（青木義作）は、小説「楡家の人々」のモデルとなった青山脳病院で副院長をしていた時代に不眠症の治療を始め、父（遠藤四郎）は、日本航空の協賛で初めて時差ぼけの研究を行った。

祖父、父、息子の三代で、80年以上睡眠研究を続けている世界で最も古い睡眠医療施設の後継者である。

NHK「ためしてガッテン」、日本テレビ「ズームイン!!SUPER」、TBS「はなまるマーケット」「夢の扉」、フジテレビ「奇跡体験！アンビリーバボー」、テレビ朝日「スーパーＪチャンネル」、テレビ東京「ワールドビジネスサテライト」など、テレビ出演も多数。

主な著作に、10万部突破のベストセラーになった『４時間半熟睡法』『６分半で眠れる！快眠セラピーＣＤブック』（ともにフォレスト出版）がある。

<スリープクリニックＨＰ>
http://www.sleepmedicine-tokyo.com/

カバーデザイン：ハッチとナッチ
イラスト：せとゆきこ
本文デザイン：白石知美（株式会社システムタンク）

朝５時半起きの習慣で、人生はうまくいく！

2010年4月16日　初版発行
2011年3月29日　16刷発行

著　者　遠藤拓郎
発行者　太田　宏
発行所　フォレスト出版株式会社
〒162-0824 東京都新宿区揚場町２－18　白宝ビル５F
電話　03-5229-5750（営業）
03-5229-5757（編集）
URL　http://www.forestpub.co.jp

印刷・製本　萩原印刷株式会社

ISBN978-4-89451-392-1　Printed in Japan